健康中国——中医药防治肿瘤丛书

林丽珠 主编

U0964734

三师而行，远离乳腺癌

林丽珠 胡 蓉◎编著

医师 厨师 禅师

广东高等教育出版社
Guangdong Higher Education Press
·广州·

图书在版编目（CIP）数据

三师而行，远离乳腺癌 / 林丽珠，胡蓉编著. —广州：广东高等教育出版社，2018.7（2020.4 重印）

（健康中国——中医药防治肿瘤丛书 / 林丽珠主编）

ISBN 978 - 7 - 5361 - 6180 - 1

Ⅰ. ①三… Ⅱ. ①林… ②胡… Ⅲ. ①乳腺癌 - 中医治疗法 Ⅳ. ① R273.79

中国版本图书馆 CIP 数据核字（2018）第 114494 号

好的课微信公众号　　好的课网

★特别说明：本书用到的视频请关注“好的课”微信公众号，注册并登录后，使用“扫一扫”扫描相应的二维码，即可获得视频资源。也可以打开网站“好的课”（www.heduc.com），在“学习资源”页面搜索“健康中国——中医药防治肿瘤丛书”，打开并下载。

出版发行	广东高等教育出版社
	地址：广州市天河区林和西横路
	邮编：510500　营销电话：（020）87553335
	http://www.gdgjs.com.cn
印　　刷	华睿林（天津）印刷有限公司
开　　本	787 毫米 ×1092 毫米　1/16
印　　张	7
字　　数	104 千
版　　次	2018 年 7 月第 1 版
印　　次	2020 年 4 月第 3 次印刷
定　　价	28.00 元

主编简介

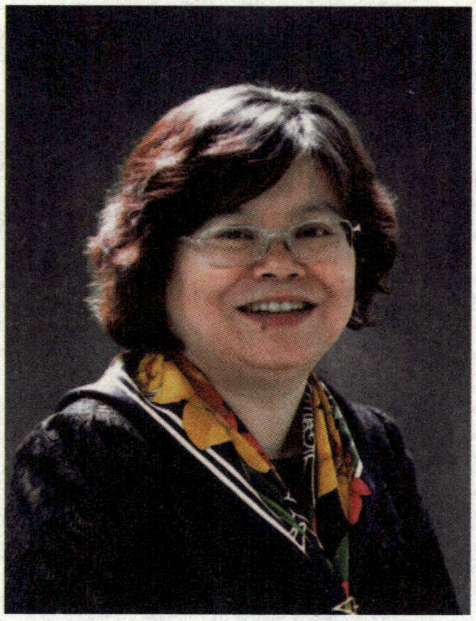

林丽珠，广东省汕头市人，广州中医药大学第一附属医院肿瘤中心主任、教授、博士生导师，肿瘤教研室主任，国内著名中西医结合肿瘤学专家。担任广东省重点学科中西医结合临床医学学科带头人，卫生部临床重点专科学术带头人，全国中医肿瘤重点专科学术带头人；国家食品药品监督管理总局（CFDA）药物评审咨询专家；兼任世界中医药学会联合会癌症姑息治疗研究专业委员会会长，中国民族医药学会肿瘤分会会长，中国中西医结合学会肿瘤专业委员会副主任委员，中国康复医学会肿瘤康复专业委员会副主任委员，广东省中医药学会肿瘤专业委员会主任委员，南方中医肿瘤联盟主席等。主持国家“十五”攻关项目、“十一五”支撑计划及国家自然科学基金等课题20余项，获教育部科技进步一等奖等多个奖项。荣获“国务院政府特殊津贴专家”“广东省名中医”“广东省首批中医药领军人才”“中国好医生”“全国最美中医”“广东省优秀临床科主任”等称号，2015年当选全国先进工作者，2017年当选党的十九大代表。

林丽珠工作30余年，始终坚持以患者为中心，倡导“中西结合、带瘤生存、人文关怀”理念，为无数晚期癌症患者带来生命的希望。科研上攻坚克难，硕果累累；教育上含辛茹苦，桃李满天下，带动岭南、辐射全国。构建肿瘤人文病房，成立肿瘤康复俱乐部，组建“天使之翼”志愿服务队，被誉为“让绝症患者不绝望的好医生”。

丛书主编

林丽珠　广州中医药大学第一附属医院

丛书编著者（按姓氏笔画排序）

左　谦　广州中医药大学

付源峰　广州中医药大学

朱　可　广州中医药大学第一附属医院

孙玲玲　广州中医药大学第一附属医院

李佳殷　广州中医药大学第一附属医院

肖志伟　广州中医药大学第一附属医院

余　玲　广州中医药大学第一附属医院

余榕键　广东省人民医院

张少聪　广州中医药大学第一附属医院

张景涛　广东省中山市陈星海医院

陈壮忠　广州中医药大学第一附属医院

林丽珠　广州中医药大学第一附属医院

林洁涛　广州中医药大学第一附属医院

胡　蓉　平安健康互联网医学中心

蔡陈浩　广州中医药大学第一附属医院

翟林柱　广州中医药大学第一附属医院

序

妙手起沉疴，慈心著丰篇

近闻林丽珠教授主编的“健康中国——中医药防治肿瘤丛书”即将付梓，我先睹为快，阅后觉耳目一新。

作为临床医生，平时忙于探索治疗疾病的优势方案以提高临床疗效，关注学术前沿以开拓治疗思路，有所心得写而为文，也多是专业论著，限于行内交流。如何向老百姓宣传医学的知识，使他们更加了解关于肿瘤的那些事儿，呵护宝贵生命，从而避免闻癌色变，进入防治误区呢？现代医学泰斗裘法祖院士曾说：“让医学归于大众。”医生的职责不仅仅是治病，还应该肩负起普及医学知识的社会责任。但将高深芜杂之专业知识科普化、大众化，又岂是容易之事。林丽珠教授的众弟子，均为扎根一线的医生，驭繁成简，历经三载，呕心沥血，终成“健康中国——中医药防治肿瘤丛书”，开启了肿瘤防治知识科普化的新篇章。

21 世纪以来，传染性疾病在很大程度上受到控制，由于人类寿命的延长，老龄化社会的到来，肿瘤疾病遂成为常见病、高发病之一，其流行形势严峻，病死率、致残率高，给个人、家庭、国家带来巨大的痛楚和压力。各国政府每年投入大量的人力、物力对肿瘤疾病进行研究。随着研究的深入，我们正逐步揭开肿瘤疾病的面纱，肿瘤防治也有了长足的进展。因此，2006 年世界卫生组织将肿瘤疾病定义为一种慢性疾病，可防可治，许多肿瘤患者得到及时医治，生活质量大大提高，生存时间也得以延长，治愈的病例不胜枚举。

但在我国，由于健康教育的普及不够，老百姓对肿瘤疾病缺乏正确的防治意识，缺乏行之有效的防治常识。一旦生病，或病急乱投医，或自暴自弃，或讳疾忌医，或迷信民间偏方及保健品等，而对于正规医院的系统医治却有抵触之心，因此常常造成失治、误治、延治，屡屡给生命财产造成损失，无不让人扼腕叹息。

中医药学对肿瘤的防治历史悠久，源远流长，内容博大精深，具有完整的理论体系及丰富的临床实践经验。《黄帝内经》曰“是故圣人不治已病治未病，不治已乱治未乱，此之谓也”，明确提出了“预防为主、防治结合”的思想，该思想指导着中医药学千百年来的临床实践，积累了丰富的经验。在漫长的历史长河中，中医药学为炎黄子孙防治恶疾、延年益寿做出卓越贡献，所得经验如繁花散落于古籍之中，点缀了中国几千年的文明。

中华人民共和国成立以来，在继承历代医家运用中医药学防治肿瘤的临床经验上，广大中医药工作者发皇古义，去伪存真，并积极吸收现代医学防治肿瘤的知识，形成了新的中西医防治肿瘤理论。在该理论指导下，医务工作者积极利用一切手段防治肿瘤，并逐步形成和建立了中西医结合肿瘤防治体系，有利于提高中医对肿瘤疾病的防治水平，推广中医药在全球防治肿瘤领域的应用。

林丽珠教授为广州中医药大学第一附属医院肿瘤中心主任，行医三十余载，妙手仁心，大医精诚，诊治屡起沉疴，救人于癌肿苦痛之中。俗话说“授之以鱼，不如授之以渔”，林丽珠教授不仅重视临床实践，还身体力行做了许多防治肿瘤的科普推广工作。其与国医大师周岱翰教授合著的《中医肿瘤食疗学》出版后即一售而罄，2009年获广州市第二届优秀科普作品积极创作奖，为年度畅销书。林丽珠教授多次受邀主讲防癌科普知识，如“礼来网络大讲堂——肺癌患者教育”“云山大讲堂——防治肿瘤·三师而行”“治疗肿瘤，别把中医当成最后的救命稻草”等，受到广大民众的欢迎。

本套丛书从临床实践出发，注重通俗实用，就12个常见的肿瘤病种，结合临床病例，用生动有趣的语言，将深奥难懂的恶性肿瘤防治知识通俗化，矫正民众在对防治肿瘤的认识上存在的误区，从而学会正确合理防治恶性肿瘤的方法。

本丛书的出版对宣传肿瘤的防治意义非常，可供普通读者、医学生以及医务人员等参考，故乐为之序。

邓铁涛

戊戌六月于羊城

目录

引　子

（一）名人与乳腺癌

1.“天上掉下个林妹妹”——陈晓旭因乳腺癌香消玉殒

大家对 1987 年版《红楼梦》里那个楚楚动人、多愁善感的林妹妹一定还印象深刻吧，她的扮演者即是著名演员陈晓旭。1987 年《红楼梦》播出后，她对林黛玉这个剧中关键人物的诠释，深受广大观众的喜爱，享誉海内外华人界。后来她弃演从商，创建了自己的广告公司，从事广告与文化传媒事业，并成为一名知名的企业家。1999 年陈晓旭接触佛法，学佛 7 年间，一直支持国内慈善事业，捐赠了几千万元。

然而天妒红颜，陈晓旭于 2006 年 5 月发现自己罹患乳腺癌，2007 年 2 月在长春百国兴隆寺出家，同年 5 月 13 日在深圳病逝，享年 41 岁。

2. 未雨绸缪的好莱坞明星——安吉丽娜·朱莉预防性乳腺切除

好莱坞知名演员安吉丽娜·朱莉在 2013 年 5 月《纽约时报》撰文透露自己做了预防性双侧乳腺切除术，并且已经彻底康复。她解释动手术的原因是因为家族遗传携带癌症易感基因 $BRCA_1$（乳腺癌 1 号基因），患乳腺癌、卵巢癌的风险极高。

更令人惊讶的是，2015 年 3 月 24 日，朱莉再次通过《纽约时报》

以日记形式透露自己已接受了预防性卵巢及输卵管切除术。

朱莉的这一举动，一时间引起舆论哗然，仁者见仁智者见智。有人理解支持，认为这是尊重医学，防患于未然，未雨绸缪；也有人无法理解，认为这是激进、偏执的做法，杞人忧天；也有人持中立态度，认为自己的人生自己掌控，应该尊重个人的选择。

（二）乳腺癌的发病概况

乳腺癌一直位居女性肿瘤的首位。全球每年新增乳腺癌患者达 120 万名，每年死亡人数达 50 万。

每 26 秒就有一名女性被诊断出患有乳腺癌。

美国白种女性的乳腺癌发病率为 13.1%，亚洲女性的乳腺癌发病率为 4%～7%。

近年来乳腺癌的发病率呈上升趋势，全球发病率均以 5%～20% 的速度上升。据中国抗癌协会（CACA）最新的调查显示，在过去的 10 年里，中国主要城市中罹患和死于乳腺癌的人数分别增加了 37% 和 38.9%。

中国乳腺癌发病率已经达到 57/10 万，死亡率也在逐年上升，并且呈现出年轻化的趋势。中国乳腺癌中的五个“最”：

（1）发病率增长最快：每年以 3%～4% 的速度增长。

（2）死亡率增长速度最快：已占妇女癌症死亡第一位。

（3）治疗水平最低：Ⅰ期乳腺癌不超过 20%，而美国达 80%。

（4）对普查的认识最差：大部分患者有症状后才去医院求治。

（5）医药费用占比例最高：微小乳腺癌平均 2 万元 / 人，中晚期乳腺癌平均 20 万元 / 人。

乳腺癌严重危害着女性的身心健康甚至危及生命，防治乳腺癌的道路中离不开“三师而行”。下面我们将从“医师篇”（医药防治）、“厨师篇”（食物防治）、“禅师篇”（心理防治）、“行者篇”（起居保健）等多个角度对乳腺癌的诊治、预防进行详细的介绍，使广大女性朋友正确认识乳腺癌，提高防治肿瘤的意识。

医师篇

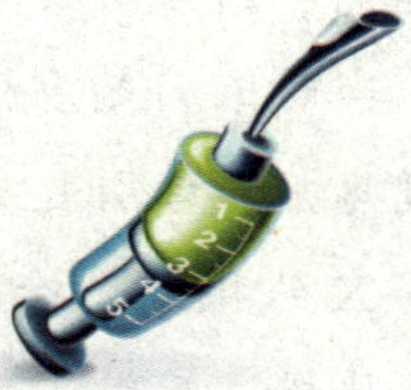

医师指导，合理用药
早期诊断，早期治疗
中西并重，早日康复

一、当乳腺癌悄然来临时
——乳腺癌的蛛丝马迹

（一）案例分享

案例一 刘女士，46岁，公司职员，因“发现左乳肿物2年余”就诊，2年前刘女士无意中发现左侧乳房外上方有一突起小肿块，质地稍韧，摸起来没有明显的疼痛，因当时公司正准备裁减人员，刘女士不得不全身心地投入工作中，当时未引起重视。后来肿块慢慢地长大，质地也变硬，摸起来伴有轻度疼痛，才引起重视，赶紧到当地医院就诊，医生给她做了查体及B超、X线摄片等检查，初步诊断为“左乳肿物：乳腺癌？”肿块活检提示为恶性，后做了左乳腺癌改良根治术，术后病理报告提示为乳腺浸润性导管癌。因分期较早，手术后刘女士接受了化疗，之后长期在门诊口服他莫昔芬内分泌治疗以及中医药治疗，目前一般情况良好，定期复查未见明显肿瘤复发及转移。

按语

案例中刘女士最初有乳房症状（小肿块）时，因工作压力太未予重视，肿块慢慢长大变硬，并出现疼痛，才引起她的重视。所幸后面及时就诊检查，由于病理检查显示分期较早，还可以做改良根治术，预后情况较好。术后接受了化疗、内分泌治疗及中医药治疗，没有出现肿瘤复发及转移。这里提醒广大女性朋友发现乳房问题后，无论大小，一定要引起重视，及时就医排查乳腺病，以免延误病情。

案例二 蔡女士，60岁，退休工人。蔡女士退休前在工厂干得不错，一直受到领导和同事的好评，退休后一下子清闲起来，子女已成家立业，平日里都不在身边。生活状态的改变导致蔡女士退休后情绪一直较为低落，整天郁郁寡欢。半年前，蔡女士发现右侧乳头回缩、偏歪，偶然可以见到乳头有淡黄色液体流出，身体也逐渐消瘦。老伴觉得不对劲，跟子女商量后，带着蔡女士到医院检查。钼靶X线摄片提示右侧乳腺癌，全身骨扫描提示右侧第六肋骨代谢增高，考虑为恶性肿瘤骨转移，目前正在治疗过程中。

按语

案例中蔡女士自退休在家后情志不畅，发现右侧乳房症状（乳头回缩、偏歪及溢液）及全身症状（消瘦），自己可能不太在意，家人发现后带其到医院，经检查确诊为乳腺癌并出现肋骨转移。这里要提醒大家，很多老人都对自己身体出现的毛病不太在意，或者是怕麻烦，或者是怕家人子女担心，最后导致延误病情，失去最佳治疗机会，希望大家能对长辈们多一些关怀与照顾，及时发现情况。

案例三　王女士，66岁，家庭主妇。王女士于2009年12月发现右乳部皮肤凹陷，且凹陷周边的皮肤像橘子皮一样，于是马上到医院就诊，做了B超及钼靶X线摄片检查均提示右乳结节，癌可能性大。之后做了右乳结节切除术，组织送快速病检，结果提示右乳浸润性导管癌，于是做了右乳腺癌根治术。术后病理报告提示右乳浸润性导管癌。术后做了多个疗程的化疗，过程比较顺利。之后王女士一直在门诊用中医药治疗，术后多次复查正电子发射计算机断层显像（PET-CT）都提示没有发现复发或转移征象。

按语

案例中王女士发现右乳部皮肤改变（皮肤凹陷，周边皮肤形如橘子皮样）后给予了足够的重视，及时就诊，经活检病理确诊为乳腺癌，手术根治后做了多个疗程的化疗，并坚持在门诊用中医药治疗，多年未出现肿瘤复发及转移。这体现了“早期发现，早期诊断，早期治疗”的重要性。

案例四 金女士，39岁，白领，因“发现左腋窝淋巴结肿大2月”就诊。金女士于2个月前发现左腋下可以摸到一个大小约1.5厘米×1厘米的小疙瘩，比较硬，固定不动，边界还算清楚，伴有轻度疼痛。于是到医院就诊，做了乳腺B超检查提示：左乳腺癌可能性大，左侧腋窝肿大淋巴结声像。在局部麻醉下行左腋窝淋巴结活检术，组织送快速病检，结果提示浸润性导管癌，乳腺来源。后做了左乳腺癌改良根治术。术后病理提示：左乳浸润性导管癌，腋窝淋巴结转移。术后患者情志抑郁，较难配合后续治疗。

按语

案例中金女士发现腋窝淋巴结肿大后到医院就诊，行左腋窝淋巴结活检术后病理结果提示浸润性导管癌，乳腺来源。接着行左乳腺癌改良根治术。但是，金女士一时间难以接受自己的病情，情志抑郁，无法配合治疗。这也提示我们，要关注乳腺癌患者的心理变化，及时疏导，以积极配合治疗。

案例五 郑女士，48岁，教师，因“右肩关节疼痛伴活动受限1年余”就诊。郑女士于1年多前无明显诱因出现右肩关节疼痛，曾在当地小诊所用膏药外敷等治疗未见好转，后症状逐渐加重伴活动受限。遂引起重视，至当地人民医院行右侧肩关节X线检查，提示右侧第6后肋及右肱骨中上段、肩胛骨转移瘤可能性大。进一步行核磁共振成像（MRI）检查提示：右侧肩胛骨、肱骨上段髓腔异常信号影，考虑骨转移瘤，冈上肌、冈下肌受侵，肩关节腔少量积液。行PET-CT检查提示右乳癌并全身多发骨转移。

按语

案例中郑女士最初发病是因为右肩关节疼痛，没有到正规医院就诊导致延误病情，症状逐渐加重后才到医院检查，最终发现是乳腺癌并发全身多发骨转移。少数乳腺癌患者以身体其他部位的转移病灶为首发症状，此时病情已属晚期。这也提醒广大女性，乳腺癌不一定非要乳房有明显的症状，当身体其他部位出现问题的时候也要及时到正规医院检查治疗。

（二）启示

乳腺癌是女性最常见的恶性肿瘤之一，其严重威胁着女性的健康和生命，一般男性比较少见。全球每年约有120万妇女患乳腺癌，有50万妇女死于乳腺癌。乳腺癌的早期多无自觉症状，随着病情的发展，逐渐出现一些不适症状，是疾病的危险信号。我们可以从以上几个病例中获得哪些启示呢？

1. 危险信号一：乳腺肿块

在案例一中，刘女士的发病症状是乳腺癌患者中较为典型的。没有疼痛的乳腺肿块是乳腺癌最常见、最典型的首发症状。肿块多位于两侧乳房的外上方，一般为单个病灶，质地一般较硬，凹凸不平，边界不清，表面不光滑，肿块初起可移动，后常为固定，一般触摸的时候没有疼痛感。肿块有逐渐增大的倾向。女性应经常进行乳房自我检查，尤其是35岁以后的女性，发现乳房硬结或肿块时需提高警惕，及时到医院做必要的检查，以利于早发现、早诊断、早治疗。

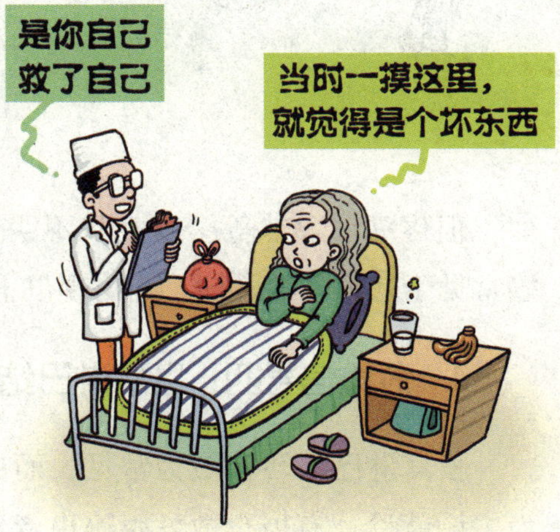

2. 危险信号二：乳头改变

乳头改变在乳腺癌患者中也比较常见。如乳头回缩、偏歪，多为肿瘤侵犯乳头下方组织所致；以及乳头溢液，其性质可为乳汁样、浆液性或血性等，常为大导管内乳头状癌或肿瘤侵及大导管所致。此外，还可表现为湿疹样变，为湿疹样癌（Paget's病）的特有表现，临床可见乳头瘙痒、脱屑、糜烂、溃疡、渗液或结痂，颇似湿疹。

3. 危险信号三：乳房皮肤及轮廓改变

肿瘤侵及皮肤的乳房悬韧带时，可导致肿瘤表面的皮肤发生凹陷，形如酒窝，称“酒窝征”。当瘤细胞堵塞皮下淋巴管时，可引起肿块表面皮肤水肿，形成“橘皮征”。当进入皮下淋巴管内的癌细胞独自形成转移结节时，在原发灶周围可见散在的多个结节，临床称之为“卫星征”。肿瘤侵犯皮肤时，可呈红色或暗红色样变；当肿瘤继续增大时，局部可缺血、溃烂成菜花样改变，称为“菜花征”。由于炎性乳腺癌皮下淋巴结网内充满癌栓，导致癌性淋巴管炎，表现为乳房明显增大，皮肤充血、红肿，局部皮肤温度较高，与急性乳腺炎的临床表现相似，但疼痛、发热等全身症状不明显，可称其“炎症征”。此类型乳腺癌常见于妊娠、哺乳期。当出现以上改变的时候，女性应特别注意。

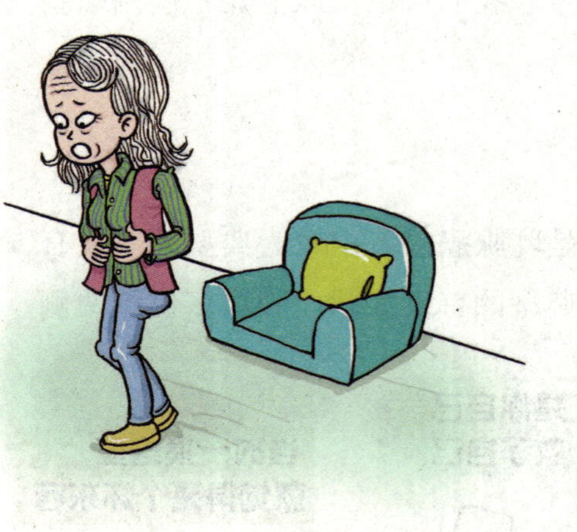

4. 危险信号四：区域淋巴结肿大

腋窝淋巴结转移最为常见，而比较晚期病例常以锁骨上淋巴结肿大为主诉就诊。有极少数乳腺癌患者仅表现为腋窝淋巴结肿大却摸不到乳腺肿块，如果病理提示是转移性腺癌，要注意“隐匿性乳腺癌”可能。案例四中金女士即是如此。乳腺癌转移的淋巴结常由小逐渐增大，数目由少逐渐增多，在转移初期，淋巴结小而硬，触诊时可有“砂粒样”感觉，部分患者触摸不到明显肿块，仅有腋窝或锁骨上窝“饱满”的感觉，少数患者可能有轻微疼痛等不适的感觉，随着癌细胞的增殖，可越来越清楚地触及肿大的淋巴结，进一步发展的话，可以出现多个肿大淋巴结相互融合成团，淋巴结的位置也完全固定。肿大的淋巴结如果侵犯、压迫腋静脉可使同侧上肢水肿；如侵及臂丛神经时可以引起肩部酸痛等。

5. 危险信号五：远处转移的症状

少数乳腺癌患者以全身组织或器官的转移病灶为首发症状，此时病情已属晚期。案例五中郑女士因为出现肩关节疼痛而就诊，骨转移是乳腺癌常见的转移部位，当发现骨痛并有神经压迫症状时，应检查X线或核磁共振，若骨质有溶骨性破坏应当警惕是否为肿瘤骨转移，再结合乳腺彩超、钼靶X线摄片等检查进行乳腺癌的排查。此外，乳腺癌常见的转移部位还有肺、胸膜、肝、脑和局部复发等，表现为相应的症状。

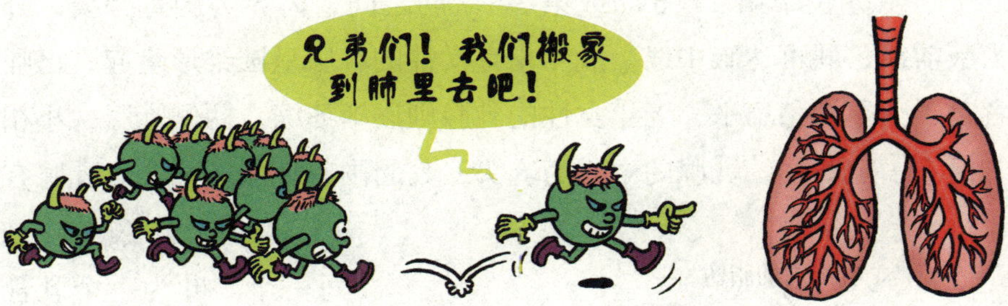

以上几个案例给我们呈现了乳腺癌发病的一些早期信号和典型症状，诸如乳腺肿块、乳头改变、乳房皮肤及轮廓改变、区域淋巴结肿大或肿瘤远处转移所致的相应症状等，临床上往往表现复杂，不一定按以上的各类典型症状发病。当出现这些不适症状时，希望广大女性朋友能够提高警惕，并及时到医院就诊进行排查。特别提醒一下，女性（特别是25岁以上的女性）需要养成定期乳房自我检查的良好习惯，40岁以上女性最好每年定期做一次乳腺癌筛查，这样有助于早期发现、早期诊断、早期治疗。

二、揭开乳腺的神秘面纱

（一）精美而复杂的结构

女性乳腺大部分位于胸大肌之前，其外下方小部分在前锯肌的前面。上、下界位于第 2～6 肋或第 3～7 肋之间，内界为胸骨旁线，外界为腋前线，偶可达腋中线。成年未育女性的乳腺呈圆锥形隆起，已哺乳者趋于下垂而稍扁平，老年女性的乳腺则逐渐萎缩。两侧乳腺大小相似，但不一定对称。乳腺的中心为乳头，其周围有环形的乳晕。乳腺有 15～20 个乳腺小叶，每一个小叶为一个乳管系统，每个乳管系统都从乳头开始呈放射状排列。乳腺位于皮下浅筋膜的浅层与深层之间，浅筋膜的浅层纤维与乳腺腺体之间有网状的纤维束带相连，被称为乳房悬韧带。

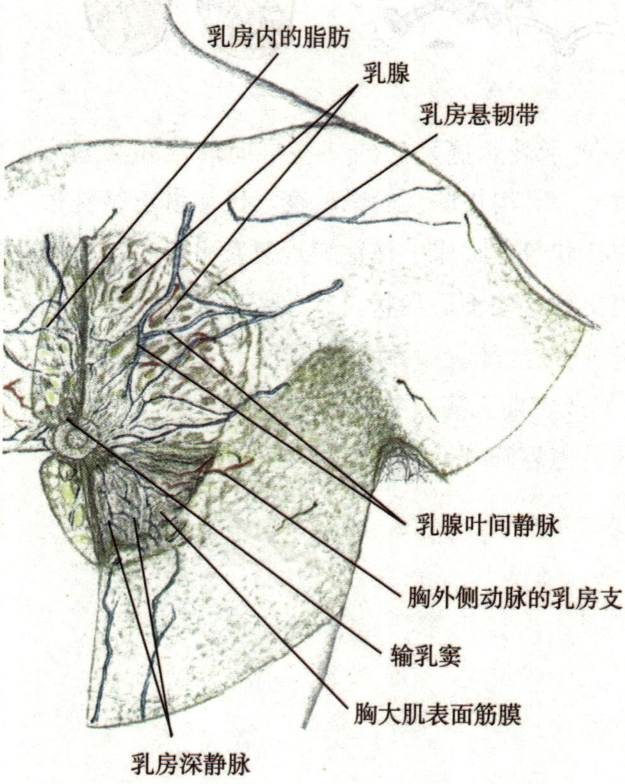

乳腺的血液供应主要来自腋动脉的分支、内乳动脉和肋间动脉分支。静脉回流于皮下可分为浅、深两组静脉。与乳腺相关的淋巴结主

要包括：腋窝淋巴结、胸肌间淋巴结、胸骨旁淋巴结和锁骨上淋巴结。与手术密切相关的神经有：胸外侧神经、胸内侧神经、来自颈丛的胸长神经以及来自臂丛的胸背神经。

（二）“甘泉”与“曲线美”

乳腺的基本生理功能是分泌乳汁和哺乳婴儿，它的另一重要功能是女性重要的第二性征之一，属于重要的性征器官。乳腺是多激素的靶器官，其发育、泌乳等功能只接受内分泌系统和大脑皮质的间接控制。乳腺小管的发育和增生主要依赖促性腺激素和雌激素，而腺小叶在适当比例的孕激素和雌激素的共同作用下才能充分发育。

1. 哺乳

哺乳是乳腺最基本的生理功能，乳房是哺乳动物所特有的哺育后代的器官，乳腺的发育、成熟，均是为哺乳活动做准备。在产后激素的作用及婴儿的吸吮刺激下，乳房开始规律地产生并排出乳汁，以供婴儿成长发育之需。

2. 第二性征

乳腺是女性第二性征的重要标志。一般来讲，乳房在月经初潮之后的 2～3 年就已经开始发育，也就是说在十多岁就已经开始生长，是最早出现的第二性征，是女孩青春期开始的重要标志。拥有一对丰满、对称而外形漂亮的乳房也是女子健美的标志，每位女性都希望拥有完整而漂亮的乳房。现代社会中不少女性因为对自己乳房各种各样的不满意而寻求做乳房整形手术或佩戴假体，尤其是那些由于乳腺癌手术而不得不切除

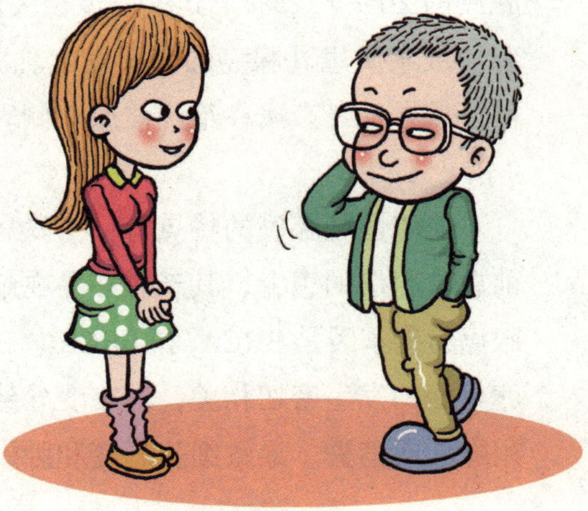

患侧乳房的患者。

从以上列举的乳腺生理功能我们不难看出，乳腺癌患者在做了全乳腺切除术后，其实对基础的生命维持影响是很小的，但失去乳房，对很多爱美的女性来说，就意味着失去了女人的特征，很多女性会觉得自己“不是一个完整的女人”，随之而来的很可能是日复一日的痛苦和自我折磨。随着乳腺癌综合治疗效果的提高及患者对美和生活质量的追求，近年来做保乳手术或乳房切除后重建的病例越来越多。

三、什么人易得乳腺癌

乳腺癌是指发生于乳腺上皮组织的恶性肿瘤，是女性最常见的恶性肿瘤之一。那么，究竟哪些人容易患上乳腺癌呢？乳腺癌的病因又是什么？这就需要从乳腺癌的危险因素谈起。其实乳腺癌是一个全身性疾病，致病因素比较复杂。其病因至今尚未能完全弄清楚，但研究资料表明与以下因素密切相关。

（一）家族史与乳腺癌相关基因

有 5% ～10% 的乳腺癌和遗传易感性相关，家族性乳腺癌占所有乳腺癌的 20% ～25%，其中遗传相关性乳腺癌为 5%～10%。研究认为，有一级亲属患乳腺癌的妇女发生乳腺癌的概率比没有家族史的高 2 ～3 倍；如果一级亲属在绝经前患双侧乳腺癌的话，其相对危险性更是高达 9 倍。

遗传性乳腺癌的特点有：①发病年龄小。②易双侧发病。③在绝经前患乳腺癌的患者，其亲属亦易在绝经前发病。目前发现的最常见的乳腺癌易感基因是 $BRCA_1$ 和 $BRCA_2$。$BRCA_1$ 基因的突变与家族性乳腺癌及卵巢癌的发生密切相关，其突变导致基因产物的改变，使其肿瘤抑制作用降低或消失，导致细胞恶变和肿瘤的发生，该基因将使罹患癌症的概率高达 87%。而 $BRCA_2$ 基因突变的人群发生乳腺癌的危险度约为 85%，同时家族性的乳腺癌中 $BRCA_2$ 基因的突变率大约为 45%，$BRCA_2$ 突变中导管癌更多见，而在男性乳腺癌家族中，$BRCA_2$ 基因突变发生率高达 80%。①

$BRCA_1$ 和 $BRCA_2$ 突变的可能性

家族史	携带 $BRCA_1$ 突变的可能	携带 $BRCA_2$ 突变的可能
无家族史的乳腺癌患者		
发病年龄＜ 30 岁	12%	不详
发病年龄＜ 40 岁	6%	不详
犹太妇女，发病年龄＜ 40 岁	33%	不详
有两个或更多的一级或二级亲属患有乳腺癌或卵巢癌		
两个或更多乳腺癌患者，发病年龄≥ 50 岁	2%	不详
两个乳腺癌患者，发病年龄一个在 40 ～ 50 岁，另一个＜ 50 岁	10%	14.5%
一个为乳腺癌患者，发病年龄在 40 ～ 50 岁；另一个为卵巢癌患者	23%	12.5%
一个为双侧乳腺癌或卵巢癌患者，发病年龄在 40 ～ 50 岁；另一个为乳腺癌患者	42%	10%
两个为双侧乳腺癌或卵巢癌患者，发病年龄在 40 ～ 50 岁	65%	6%

① 胡震，沈镇宙，邵志敏 . $BRCA_1$ 和 $BRCA_2$ 基因突变相关性乳腺癌的普查和预防［J］. 实用临床医药杂志，2003，7（2）：121–123.

BRCA$_1$ 和 BRCA$_2$ 突变基因携带者的患癌危险度

病种	BRCA$_1$ 突变基因携带者的终身患癌危险度	BRCA$_2$ 突变基因携带者的终身患癌危险度	一般人群中的终身患癌危险度
乳腺癌	80% ～ 85%	80% ～ 85%	12.5%
对侧乳腺癌	≥ 65%	可能与 BRCA$_1$ 相同	每年 0.5% ～ 1%
卵巢癌	60%	27%	1.4%
患乳腺癌后再患卵巢癌	30% ～ 55%	显著提高	2% ～ 3%
结肠癌	可能相对危险度为 4%	可能增加	大约 6%
前列腺癌	6%	6% ～ 14%	2%
男性乳腺癌	有一些病例	大约 6%	极其罕见
胰腺癌	没有增加	有早发病例的相关性报道	罕见

带有这些易感基因的家族其成员患乳腺癌的概率较高，往往发生在较年轻时，很多患者的两侧乳房都患癌，或者同时还患有卵巢癌。安吉丽娜·朱莉的家族携带有突变的 BRCA$_1$ 基因，其姨妈黛比·马丁、母亲、外祖母和曾外祖母都是因癌症去世。然而需要向大家说明的是，虽然切除了乳房或乳腺、卵巢及输卵管，却不能保证绝对不会再发生癌症，因为乳腺或卵巢的组织总会有少量的残留，并且这类手术只限于有基因缺陷的女性。

（二）月经及婚育因素

由于乳腺细胞受体内激素水平周期性变化，以及妊娠期体内激素水平的升高，而发生生理性的周期性的增生改变，因而乳腺癌的发生与初潮年龄、停经年龄、月经周期、产次和有无哺乳史、婚姻状况等均有关。研究表明：未婚、初潮年龄早、停经晚、月经周期短、产次少、未哺乳的女性，其发生乳腺癌的危险性较大。反之则危险性较小。初潮年龄早于 13 岁者发病的危险性为年龄大于 17 岁者的 2 倍多，绝经年龄大于 55 岁者比小于 45 岁的危险性要高。危险性随着初产年龄的推迟而逐渐增高，初产年龄在 35 岁以后的女性危险性高于无生育史者。因而，单身女性以及“丁克族”者发生乳腺癌的危险比已婚已育者明显要高。

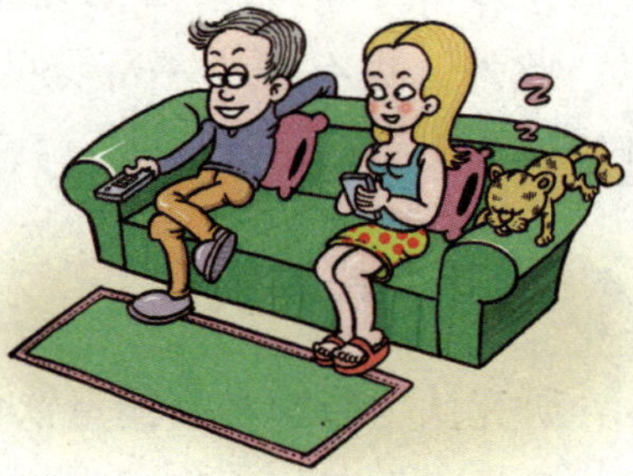

当代社会中的确有一些职业女性或迫于工作的压力，或追求事业的成功，长期过着单身“贵族”或“丁克族”的生活。从上面的分析可以看出，生儿育女对于保护乳腺健康有重要作用，哺乳也有助于预防乳腺癌的发生。从单身族升级为妈妈族也不失为减压良方，通过与孩子的相处、共同成长，更有利于女性的生理和心理健康。

（三）乳腺本身疾患

乳腺不典型增生和乳头状瘤进一步发展为乳腺癌的风险较大，被视为癌前病变。大导管内乳头状瘤有可能发展为大导管内乳头状癌。一侧患乳腺癌者，对侧发生乳腺癌的危险性增加 3～4 倍。

1. 乳腺良性肿瘤会不会恶变

一般不会变成恶性，但不绝对，需根据具体情况分析。乳腺良性肿瘤，如果体积不大，可以考虑保守治疗。如果体积较大，可以考虑手术切除，因为体积较大者恶变的危险比较大。

2. 乳腺良、恶性肿瘤对人体的危害有何不同

乳腺恶性肿瘤最显著的特性是会扩散与转移。一旦肿瘤开始在体内生长，癌细胞就会随着免疫系统的淋巴液或血液转移或直接蔓延至人体的其他部位，并开始在新的地方形成肿瘤灶。

乳腺良性肿瘤通常不会危及生命，也不会无限制地增长或扩散。一般来说，良性肿瘤细胞在许多情况下生长缓慢。然而，有些良性肿瘤进一步生长也会对患者造成一定的危害，比如堵塞或压迫周围组织，此外，也有很小一部分的乳腺良性肿瘤可能会演变为恶性，变成乳腺癌。

（四）营养饮食

研究认为脂肪和高能量饮食与乳腺癌的发生呈正相关；体重增加很可能是绝经期后妇女发生乳腺癌的重要危险因素。饮酒会增加体内雌激素水平及其生物利用度，每日饮酒较多的妇女患乳腺癌的危险性增加50%～70%。另有一些研究认为高纤维素、维生素D、鱼类蛋白、维生素A和高黄豆蛋白饮食可降低乳腺癌的发病风险。

（五）既往用药情况

现代研究已经证实长期口服避孕药并不会增加乳腺癌的发病风险。但如果绝经后长期使用雌激素替代治疗，则可能会增加患乳腺癌的概率，虽然医学界对此还没有达成共识。还有研究认为，长时期服用甲基多巴、利血平、三环类抗抑郁药等会导致催乳素水平的升高，从而可能增加患乳腺癌的风险。

（六）精神因素

现代调查显示：大部分患者（约80%）有抑郁症，乳腺癌患者抑郁症发生率大概为80%，其中大约有90%为轻—中度抑郁。也有研究结果指出，TNM分期为Ⅳ期的乳腺癌患者与Ⅰ～Ⅲ期的患者比较，存在更为明显的抑郁情况。

中医学早就认识到乳腺癌与精神情志因素的密切关系。乳腺癌属于中医“乳岩”的范畴。乳头、乳房分属于肝、胆、胃经。清代祁坤《外科大成》：“按乳头属足厥阴肝经，乳房属足阳明胃经，乳房外属足少阳胆经。”清代张璐《张氏医通》：“乳岩属肝脾二脏久郁，气血亏损。”

《医学正传》谓："乳岩……此症多生于忧郁积忿之中年妇女。"《外科正宗》："忧郁伤肝，思虑伤脾，积想在心，所愿不得志者，致经络痞涩，聚结成核。"中医学认为，多数乳腺癌患者发病前有抑郁寡欢，情志内伤，肝气不舒等症，导致肝的疏泄功能异常，气机受阻，气血紊乱，经络不畅，气滞血瘀痰凝，结滞乳中，日久成核成岩。

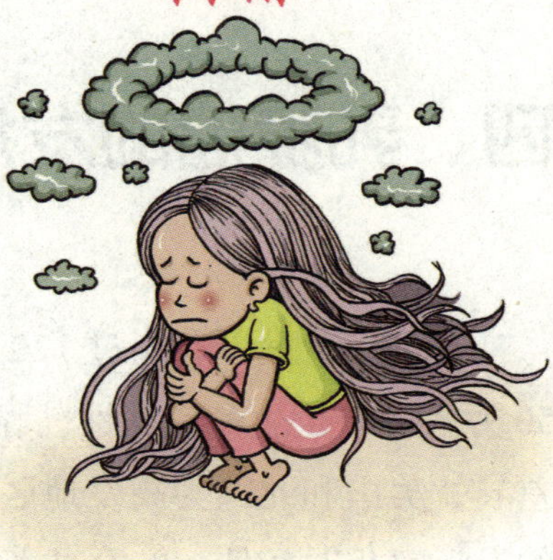

（七）其他因素

乳腺癌的发病还与环境因素相关，包括病毒、电离辐射、化学刺激等。某些疾病如糖尿病等也会导致乳腺癌的发病率增加。还有资料显示乳腺癌的发病与神经功能状况也有关，不少乳腺癌患者在发病前有过精神创伤史，表明高级神经系统过度紧张，可能为致癌剂的诱发突变提供有利条件。

乳腺癌的高危因素：

（1）有乳腺癌家族史。

（2）既往有乳腺良性肿瘤病史。

（3）未育。

（4）第一胎足月妊娠大于 30 岁。

（5）月经初潮年龄小于 12 岁或停经在 55 岁之后。

（6）进食过量脂肪，绝经后体重超重。

（7）长期口服或注射雌激素。

乳腺癌的严重高危因素：

（1）明显乳腺癌家族遗传史倾向。

（2）一级亲属绝经前患乳腺癌以及有乳腺癌相关基因阳性的妇女。

四、乳腺癌的发病与分布

每年，全世界有超过120万的女性遭受着乳腺癌的侵害，她们中有50万人被夺走生命。女性乳腺癌的发病率在世界上有较为明显的地域性差异，美国和北欧为高发地区，东欧、南欧以及南美次之，东南亚国家的发病率相对较低。在全球范围内，乳腺癌发病率居女性恶性肿瘤的前列，近60%的乳腺癌新病例发生在发达国家。

与国际统计资料相比，我国乳腺癌发病率尚处于较低水平，发病率为城市高于农村，一线城市高于二、三线城市。乳腺癌在小于20岁女性中较罕见，30岁以前的也较少见，随着年龄的增长，发病率明显上升，发病高峰以40～60岁之间为主。但近年来，发病年龄有明显年轻化的趋势。

近年来全球乳腺癌的发病率呈明显上升趋势，而死亡率呈下降趋势。引起发病率上升的具体原因尚不清楚，一般认为与人们的生活水平提高、饮食方式改变及工作精神压力增加等有关。乳腺癌死亡率的下降主要与防治乳腺癌知识的普及、乳腺癌普查、危险因素的干预、早期检出率的提高和综合治疗方法的进步有关。

五、病理、分期知多少

有些人一旦得知自己患了乳腺癌就一下子蒙了，要么总是想到最严重的后果，以为自己很快就要死了，被自己吓死；要么道听途说，轻信一些谣言，病急乱投医，最终导致延误病情。其实，乳腺癌的预后跟其病理类型及分期密切相关。大致了解一些乳腺癌的类型和分期，对其严重程度会有更客观的认知。

（一）病理类型

乳腺癌的病理类型是指通过对肿瘤组织标本进行病理形态学观察，进而确定乳腺癌的发展程度、组织来源、变化特点、分化程度等。乳腺癌的病理类型很多，有的以组织来源命名，如小叶腺癌、导管腺癌；有的以病变程度命名，如原位癌、微浸润癌、浸润癌；有的以癌细胞的分化程度命名，如未分化癌、低分化癌、中分化癌、高分化癌。肿瘤组织病理切片后观察，综合判断分类。由于乳腺癌多为混合型癌，当几种形态并存时，病理分类原则常以优势成分命名，次要成分可在其后注明。

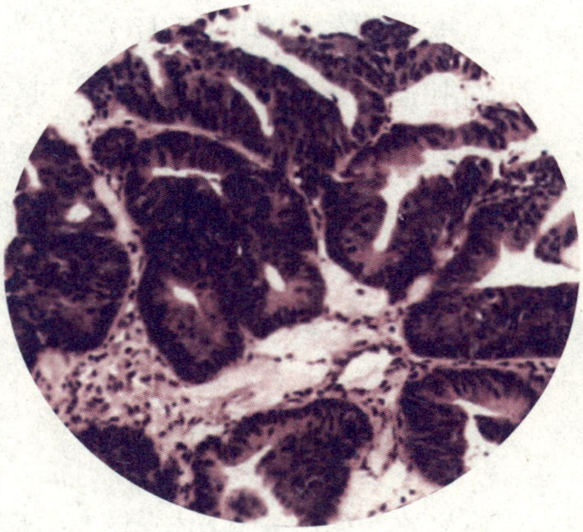

大体来说，乳腺癌主要可以分为非浸润性癌和浸润性癌两大类。非浸润性癌表示癌细胞只局限在导管或乳腺小叶中。浸润性癌表示异常的乳腺癌细胞已经突破导管或小叶扩散到周围的间质中。

（二）肿瘤分期

肿瘤分期可分为基于临床检查为基础的临床分期和根据手术标本的组织和病理学检查为基础的病理分期两种。目前国内外公认的乳腺癌分期标准是2010年实施的国际抗癌联盟（UICC）和美国肿瘤联合会（AJCC）联合制定的第7版分期法。乳腺癌的临床分期检查至少要包括常规体格检查、常规实验室检查、乳腺钼靶X线检查、乳腺及腋窝淋巴结超声检查、胸部X线检查，另外还需要参考乳腺MRI、全身同位素骨骼扫描、头颅CT和MRI、腹腔B超等全身辅助检查的结果。

乳腺癌临床分期的目的是通过检查判断肿瘤的范围，提供预后的情况并指导治疗方案的确定。可手术根治的乳腺癌以术后的病理分期更为准确。

六、苦口婆心话普查

世界卫生组织（WHO）认为通过防癌普查，明确可以降低死亡率的恶性肿瘤有两个，其中一个即是乳腺癌。美国癌症协会（ACS）对乳腺癌普查的经验已经证明，大规模防癌普查，可以发现更多的早期乳腺癌病例，从而在发病率不断上升的背景下，病死率也能够逐渐下降。

（一）普查源流

1. 国外普查源流

早在 20 世纪 60 年代，美国纽约市实施的健康保险计划（HIP）中，经过长达 18 年的观察和统计，初步证明了进行乳腺癌普查是降低乳腺癌患者病死率非常有效的方法。于是，更大的普查计划于 20 世纪 70 年代开始开展，美国国立癌症研究所（NCI）和美国癌症协会对 28 万多名 35 岁以上女性实施乳腺癌检测证实工程（breast cancer detection demonstration project，BCDDP），结果发现，仅靠乳腺 X 线检出乳腺癌病例 4 275 例，检出率约 1.5%，其中 42% 为临床隐匿性（即没有明显的临床症状或体征）。①

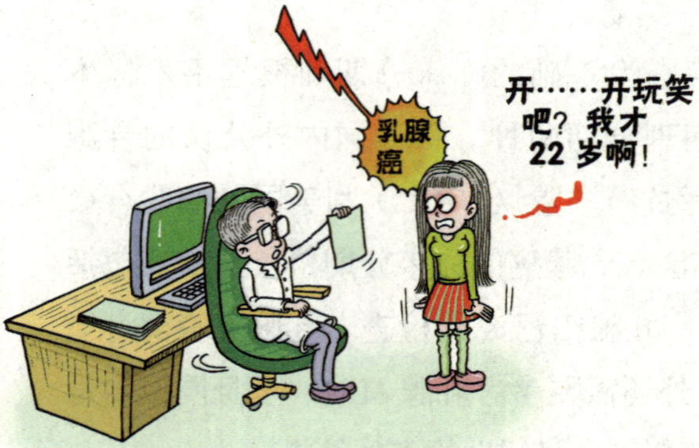

① 刘洪训，华霞．乳腺癌普查国内外新进展［J］．中国现代医生，2011，49（32）：25-26.

之后在北美、欧洲等许多国家和地区陆续进行了多个类似的乳腺癌普查，得出的结论亦大致相同。政府和相关部门也会开展一些关于乳腺癌普查的宣传，加之欧美地区妇女自我保护意识较强，绝大多数人会主动参与普查，所以在欧美地区乳腺癌的早期检出率较以前大大提高了。

2. 我国普查源流

我国乳腺癌普查最早开展于20世纪80年代，之后陆续在全国各地开展了各种不同的乳腺普查，大多数以城市为单位。在2005年4月，中国抗癌协会发起“全国百万妇女乳腺普查工程”，该项工程由美国癌症协会提供技术支持。计划大约对全国的100万女性在6年内进行4次规范性的乳腺普查，目的是为了发现中国女性乳腺癌的流行病学特征，也为以后在中国大面积开展乳腺癌普查提供可以依据的资料。

3. 常用普查方法

普查是乳腺癌早期诊断和早期治疗的基础，尤其对具有乳腺癌家族史的高危妇女更为重要。就目前乳腺癌诊疗情况来说，要提高乳腺癌治愈率的关键是早期发现、早期诊断、早期正确治疗。而要做到早期发现，进行乳腺癌相关知识的宣传，教育女性朋友定期检查乳腺是一种切实可行的有效措施。

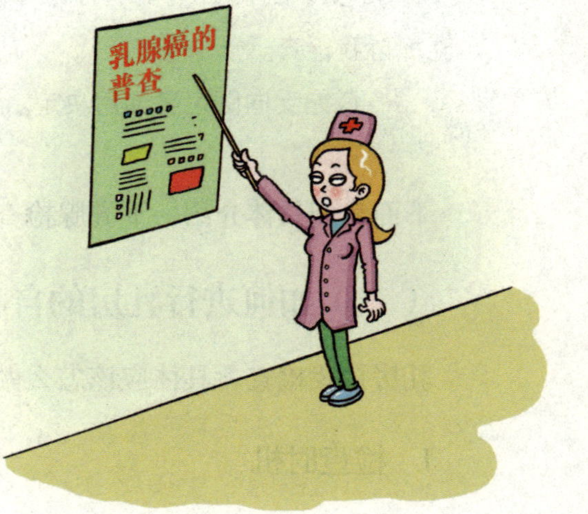

常用的普查方法包括乳腺自我检查及临床乳腺检查等。具体的普查原则视不同年龄阶段及危险因素而有所不同，包括方式、方法、频率的差异。一般认为，有乳腺癌家族史的高危妇女的普查方法如下表所示。

有乳腺癌家族史高危妇女的普查方法

项目	基因突变携带者	遗传性乳腺癌家族成员（基因状态不明）	其他家族性乳腺癌
钼靶	每年 1 次	每年 1 次	每年 1 次
	20 ～ 30 岁开始检查	比发病年龄最小的患癌亲属早 10 年开始检查，但不要早于 30 岁或晚于 40 岁	40 岁开始检查
临床乳腺检查	每 6 个月 1 次	每年 1 次	每年 1 次
	早于 20 岁时开始	20 岁时开始	20 岁时开始
乳腺自我检查	每月 1 次	每月 1 次	每月 1 次
	20 岁时开始	20 岁时开始	20 岁时开始

目前普遍使用的普查原则是美国癌症协会于 1997 年制定的普查原则。

美国癌症协会乳腺癌普查原则，不同年龄段普查间隔时间和推荐的检查方法：

18 ～ 39 岁，每月 1 次乳房自我检查，3 年 1 次临床体检。

40 ～ 49 岁，每年 1 次临床体检和乳腺钼靶 X 线检查。

50 岁以上，每年 1 次临床体检和乳腺钼靶 X 线检查，每月 1 次乳房自我检查。

高危妇女向医生咨询后决定。

下面我们具体介绍一下乳腺检查的方法。

（二）如何进行乳房的自我检查

乳房自我检查，具体应该怎么做呢？

1. 检查时机

乳房自我检查最适合的时间是在每次月经干净后一周内，进入更年期或停经的妇女在每个月的第一日或自定某一日，每月有规律地进行自我检查乳房一次，可以对镜自照、平卧触摸或淋浴时检查。

2. 检查方法

检查手法：手法是四指并拢，用手指指腹平放于乳房上进行力度适当的触诊，切忌用手或指甲抓捏乳房。一般按照以下顺序进行检查：内下象限→内上象限→外上象限→外下象限→中央部→腋尾部→腋窝部→锁骨上区进行触诊。其中检查中央区时要注意是否有肿块，如有，可按压肿块检查乳头有无分泌物溢出。

（三）常见的乳腺检查手段有哪些①

1. 钼靶 X 线摄片

钼靶 X 线摄片是最基本的乳腺影像检查方法。它的优点是能将临床上难以触及或者虽能触及但不是非常典型的肿物成像，又能发现没有肿块而仅有微小钙化点的乳腺病变，既可供诊断分析，又可作为随诊的依据。诊断符合率约 80%。

钼靶 X 线摄片敏感性高，是目前诊断乳腺疾病最常用的和最有效的检查方法，尤其是数字化乳腺摄影，能够清晰显示乳腺的各个层次的微细结构，特别是微细钙化。检查无痛苦，简便易行，且分辨率高，重复性好，留取的图像可供前后对比，不受年龄、体形的限制，目前已作为常规的检查，对乳腺癌的诊断敏感性为 82%～89%，特异性为 87%～94%，对于早期诊断乳腺癌具有重大意义，甚至能够检查出未能触到的隐匿性乳腺癌，其早期诊断乳腺癌阳性率高，这对提高患者生存率，开展保乳手术，提高生存质量具有重大价值。其结合电子计算机断层扫描（CT）、MRI、彩色多普勒超声等检查，使原位癌、T0 期癌等早期病灶的检出与诊断准确性明显提高。

---

① 林丽珠 . 肿瘤中西医治疗学［M］. 北京：人民军医出版社，2013：157–158.

2. 超声检查

随着技术的进步，图像质量大大改善，超声不仅能较好地判断肿块为囊性或实性，同时又能了解其血液供应及周围组织情况，为诊断提供了良好的依据。超声检查是钼靶 X 线摄片最重要的补充，而且无损伤，可反复应用。在临床上，这两者是乳腺影像检查的最佳组合，可作为乳腺癌的重要筛查方法。

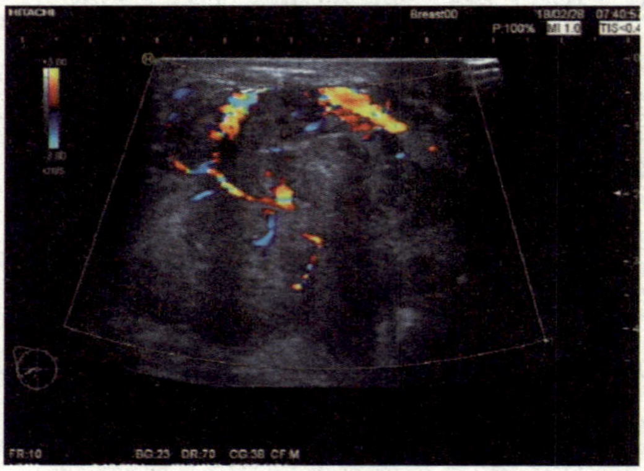

高频超声以高清晰度二维图像及彩色血流特征，检查无创、快捷、重复性强，鉴别囊性、实性病变准确性高的独特优势被公认。资料显示，在绝经前的妇女中，超声对乳腺癌的诊断灵敏度、特异度及诊断符合率分别为 88%、91% 及 89%，而钼靶 X 线分别为 63%、89% 及 78%，但对绝经后的妇女而言，超声与钼靶 X 线对乳腺癌诊断的价值接近，其灵敏度、特异度及诊断符合率均在 90% 左右。总体而言，超声检查对乳腺癌诊断的正确率为 80%～85%。

3. CT 检查

乳腺癌的 CT 扫描的密度分辨率高，而且是真正的横断面体层摄影，无各种影像重叠，有助于显示乳腺内的肿块。CT 检查不仅可以了解原发病灶及其周围组织情况，有利于乳腺病变的诊断、分期和治疗计划的制订，对一些不容易发现的乳腺病变通过 CT 平扫和增强扫描可准确地显示病灶，发现隐匿型乳腺癌，而且可以评估远处转移，如肺、脑、骨转移病灶。当然，其缺点是费用昂贵，X 线辐射量大，因此不作为常规的乳腺检查方法。

一般 CT 检查常用于以下几种情况：①乳腺水肿、乳房发育较小或致密型乳房的患者。②发生在贴近胸壁、腋下或乳腺外上方的肿块的患者。③钼靶 X 线和超声、红外线不能确诊的乳腺癌。④进行乳腺癌患者的术前 TNM 分期评价及制订治疗计划。⑤乳腺癌术后复查的患者。⑥不可触及乳腺病变的患者。CT 最明显的优势是对淋巴结增大及术后复发的检测。对腋窝淋巴结增大的显示明显优于钼靶 X 线。但正常大小的淋巴结不一定没有癌性转移，增大的淋巴结不一定为癌性转移。此外，CT 还是检查内乳、纵隔、锁骨上淋巴结增大及其他脏器转移的主要手段。

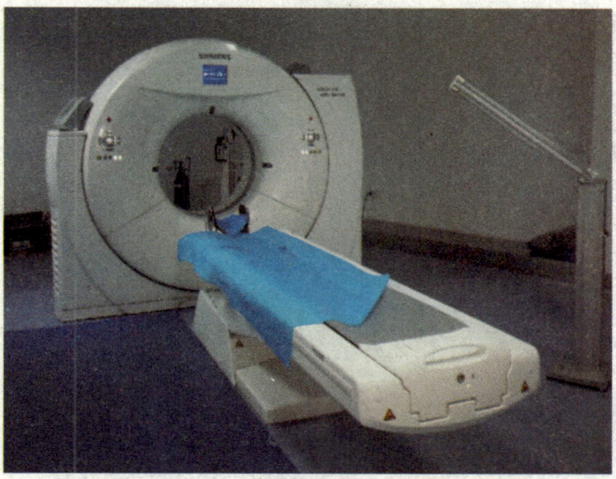

4. 核磁共振成像（MRI）检查

由于乳腺肿瘤存在异常的微血管密度，应用造影剂的乳腺 MRI 在早期乳腺癌的诊断方面具有更高的敏感性和特异性。但该项检查价格昂贵，难以普及，仅为对微小肿块鉴别诊断时的一种选择。

核磁共振对乳腺良、恶性病变的鉴别更具优势。目前，乳腺 MRI 检查主要用于：①早期乳腺癌的诊断。②用动态观察的方法来鉴别良、恶性病变。③观察乳腺癌的浸润情况。其优势在于：① MRI 对软组织具有良好的分辨率，可以清晰地显示病变的形态，较钼靶 X 线摄片有明显优势，有利于影像诊断。② MRI 可以发现直径 3 毫米的多发癌灶，而对乳管内浸润的敏感性达 91%，所以对直径小于 2 厘米的乳腺癌有优势，可作为乳腺区段切除术前的必要检查。

5. PET-CT

PET-CT 是核医学领域比较先进的临床检查影像技术，特别适用于在没有形态学改变之前早期诊断疾病、发现亚临床病变以及评价治疗效果。目前，PET-CT 在肿瘤、冠心病和脑部疾病这三大类疾病的诊疗中尤其显示出重要的价值，具有灵敏度高、特异性高、全身显像、安全性好等特点。

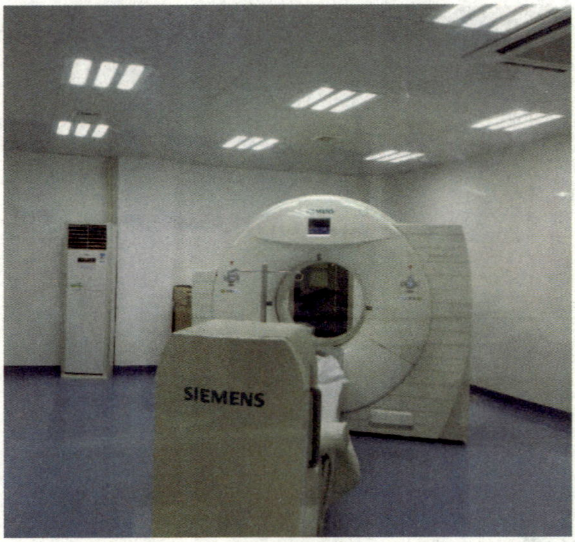

PET-CT 乳腺癌显像最常用的显像剂为氟代脱氧葡萄糖 18F-FDG。其机制是，人体不同组织的代谢状态不同，在高代谢的恶性肿瘤组织中葡萄糖代谢旺盛，聚集较多，这些特点能通过图像反映出来，从而可对病变进行诊断和分析。研究证实，肿瘤的恶性程度与肿瘤组织的 18F-FDG 摄取成正相关，18F-FDG 摄取越明显，肿瘤的恶性程度越高。利用肿瘤细胞摄取 18F-FDG 的能力增强的特点，可以发现和确定乳腺癌原发灶的部位、数目、大小、恶性程度，同时还可以准确地测定乳腺癌淋巴结转移及其他部位的转移灶。

虽然 PET-CT 有以上诸多的优点，但仍存在如下不足：①对肿瘤的病理性质的诊断仍有一定局限性，如对于炎症的特异性不好。②检查者需要有较丰富的经验，另外读片者有时候必须同时兼具放射科和核医学科的知识。③检查费用昂贵，目前做一次全身 PET-CT 检查需花费 10 000 元左右，不易推广。

6. 实验室检查

目前还没有发现乳腺癌的特异性标志物，用于检测乳腺癌的肿瘤标志物主要有以下几种。

（1）癌胚抗原（CEA）的阳性率为 20%～70% 不等。可手术的乳腺癌术前检查有 20%～30% 的患者血液中 CEA 含量升高，而晚期及转移性癌患者中则有 50%～70% 出现 CEA 高值。

（2）肿瘤相关糖类抗原：糖类抗原 15-3（CA 15-3）的阳性率为 33%～60%，有 40% 的乳腺癌患者可见糖类抗原 125（CA125）异常升高，这些指标均可供临床诊断和随诊参考。

7. 细胞及组织病理学检查

（1）细针抽吸细胞学检查：此法简便、安全，准确率达 90% 以上。大量资料表明，针吸穿刺不影响乳腺癌的治疗效果。

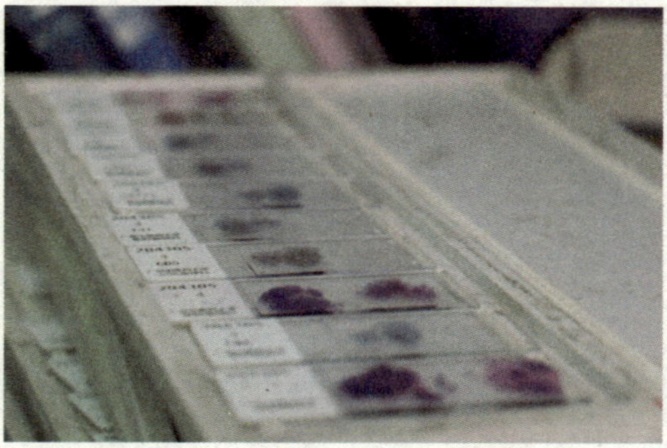

（2）芯针穿刺组织学检查：本项检查既有细针抽吸细胞学诊断法的简便和安全的优点，又具有切除活检、组织学诊断的准确性，并且可做相关免疫组化检查。

（3）活体组织检查：活检方式可为切除活检或切取活检，但一般都做切除活检。乳腺癌手术不宜做肿物切取活检术，以免肿瘤医源性扩散。对晚期有溃破的病例做钳取活检即可。

8. 基因检测

前面我们已经提到，$BRCA_1$ 和 $BRCA_2$ 基因是乳腺癌关系最密切的两个抑癌基因。这两个基因的结构和功能异常与乳腺癌的发病密切相关。$BRCA_1$、$BRCA_2$ 突变相关性乳腺癌具有发病早、双侧性等特点。基因突变携带者的乳腺癌危险度远远高于一般人群，其乳腺终身患癌危险度高达 80%～85%。$BRCA_1$、$BRCA_2$ 突变相关性乳腺癌具有不同于一般乳腺癌的生物学特征，这可能会给这类乳腺癌的常规普查和预防带来困难。由于现在已经可以进行基因突变检测，因此可以对基因突变携带者进行乳腺癌监测，$BRCA_1$、$BRCA_2$ 突变相关性乳腺癌的普查和预防越来越受到人们的重视。

乳腺癌普查的顺利开展，离不开人们乳腺癌防治意识的提高。中国抗癌协会的数据显示，我国乳腺癌发病率正在以每年 3%～4% 的速度猛增，乳腺癌已是我国女性的第二大癌症。因此，乳腺癌防治运动在全国推广的意义十分重大。

9. 粉红丝带与乳腺癌

“粉红丝带”是全球乳腺癌防治活动的标志，至今已有 26 年的历史。它是由雅诗兰黛集团副总裁伊芙琳·兰黛和美国《自我》杂志主编彭尼女士共同于 1992 年 10 月在美国倡导发起的。从此，每年 10 月定为“世界乳腺癌防治月”。活动期间各国的妇女就会在胸前佩戴粉红丝带，并支援发放乳腺癌的防治宣传手册。

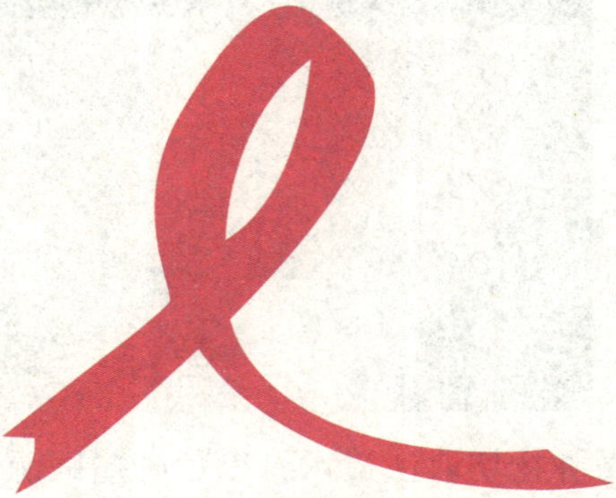

粉红丝带

“粉红丝带”作为全球乳腺癌防治活动的通用标志，传递着“早期预防、早期发现、早期治疗”乳腺癌的重要信息，足迹已经遍布全球数十个国家和地区。2003 年 10 月，上海黄浦江上一艘镶满粉红色彩灯的游轮让中国人第一次领略到“粉红丝带”的风采，同时也标志着“粉红丝带乳腺癌防治运动”正式进入中国。现在，粉红丝带运动已化身为健康、自信、美丽的象征，将乳腺癌防治的重要信息，将爱与希望传递给越来越多的女性。

七、乳腺癌治疗知多少

乳腺癌早期可能没有明显的自觉症状，随着病情的发展，逐渐出现一些不适症状，当患者出现明显的症状时，病情一般已属中晚期。还有部分乳腺癌患者发病后惧怕手术，错过最佳治疗时机。故早期发现、早期诊断、早期治疗对乳腺癌患者具有重要意义。近年来，随着乳腺癌知识的普及、乳腺癌普查、危险因素的干预、早期检出率的提高和综合治疗手段的进步，乳腺癌死亡率有所下降，越来越多的乳腺癌患者经过规范合理的治疗后，获得了长期生存，且生存质量得到保障。

下面我们从一位六旬老人的抗癌历程来了解乳腺癌的诊断和治疗。

吴姨是一名居委会退休职员，平素性格开朗，退休后生活闲适，坚持晨起去公园跳舞，年过六旬也一直保持着健康活力。2003年，吴姨无意中发现右乳有一突起小肿块，偶有轻微疼痛，也没有太在意。接下来半年，舞伴们发现吴姨逐渐消瘦了，吴姨也感觉右乳肿块疼痛加重，较前有所增大。在子女的建议下吴姨到医院就诊，查B超显示右乳有个结节，考虑癌可能性大。行钼靶X线摄片亦提示右乳腺癌可能。2003年12月，吴姨在局麻下行右乳肿块切除术，组织送快速病检，结果提示：右乳浸润性导管癌，于是改行右乳癌根治术。术后分期为ⅢA期。术后身体恢复良好，并坚持功能锻炼。术后先后行放疗、化疗联合分子靶向治疗，其间配合口服中药汤剂，过程顺利。之后口服中药及来曲唑内分泌治疗，并定期复查。

2005年5月吴姨开始出现右髋部疼痛不适，行全身骨显像检查提示右侧髂骨转移，遂开始每月使用唑来膦酸，后骨痛较前好转。为了进一步控制肿瘤复发及转移，吴姨一直坚持门诊口服中药及来曲唑治疗，并坚持适当功能锻炼，至今已有8年多，多次复查B超、PET-CT、发射型计算机断层扫描（ECT）等均未见明显肿瘤复发，右髂骨转移病灶已呈抑制状态，胃口改善，体重增加，心情变好，又恢复了跟以前一样闲适的退休生活。

吴姨发现乳腺癌后，经过一系列治疗，肿瘤得到长期控制，疗效显著，能维持较好的生活质量。那我们对其诊断及治疗过程还存在哪些疑问？又可以从中收获哪些启示呢？

（一）乳腺癌的三级预防是指什么

乳腺癌的预防非常重要，具体来说，乳腺癌的三级预防见下表。

乳腺癌的三级预防

级别	做法
Ⅰ级预防	从乳腺癌的病因上来采取措施的预防
Ⅱ级预防	在患者尚未出现自觉症状前就将乳腺癌检查出来，做到乳腺癌的早期发现、早期诊断、早期治疗
Ⅲ级预防	减轻中晚期乳腺癌患者的痛苦，改善生活质量，延长生存时间

Ⅰ级预防即病因预防，相对而言较难做到；Ⅱ级预防即筛查或普查，是现阶段早期发现、延长乳腺癌患者存活时间的较为有效的方法；Ⅲ级预防多数为进展期患者的治疗，治愈率相对较低。

（二）乳腺癌容易和哪些乳腺疾病混淆

1. 乳腺囊性增生病

乳腺小叶增生的早期患者一般没有特殊的症状。少数患者偶然有乳房胀痛，有时为针刺样痛或隐隐作痛，通常没有固定部位，有时疼痛可以向肩部或背部放射，甚至影响到上肢的活动。疼痛常常与月经周期有关，有时整个月经周期都有疼痛感，一般于月经前更为明显，月经过后减轻或消失。增生囊肿形成时乳房内可以触摸到多个大小不等的囊性结节，用超声检查可以明确。少数患者也可见到乳头溢液。

2. 乳腺纤维腺瘤、纤维瘤及分叶状囊肉瘤

其中最常见的是乳腺纤维腺瘤，以年轻女性较多见，40 岁以上较为少见。肿块常常为实性、质地较韧、有完整包膜、表面光滑、边界清楚、触摸有滑动感，一般没有皮肤粘连，也不会引起乳头回缩。纤维瘤的肿块常常比较小，不容易摸到，临床一般以乳头溢液为主要症状，常没有特殊的症状。乳房肿块生长比较缓慢，大多为圆形或椭圆形，边界

清楚，有一定的活动度，有包膜感，质地实而不硬，呈橡皮样。分叶状囊肉瘤大都生长缓慢，有时也可能短期内突然增大，疼痛比较少见，肿块增大的时候，表面的皮肤可能受压而变得苍白、变薄，有时合并溃疡出现，肿块质地相对较硬，部分呈凹凸不平状。

3. 乳腺小叶增生

乳腺小叶增生，也就是我们经常听到的乳腺增生，是25～40岁中青年女性的常见病。患者常有不同程度的乳房胀痛，胀痛与月经周期有关并呈现周期性改变。月经前胀痛较明显，月经过后胀痛减轻或消失。

4. 导管内乳头状瘤

导管内乳头状瘤多见于生育过孩子的女性，一般没有明显自觉症状，常见乳头溢乳，占全部乳头溢液病变的首位，可单发或多发，年龄分布范围较大，18～80岁不等，以30～50岁多见。肿块大小不等。中小导管的癌变率高于大导管乳头状瘤，常为多发，一般被认为属于癌前病变。而发生于大导管的乳头状瘤多为单发，甚少癌变。两者其实是同类病变，只是发生部位、生长过程不同而已。

5. 乳腺恶性淋巴瘤

乳腺恶性淋巴瘤的发病率较小，占乳腺恶性肿瘤的0.04%～0.52%，临床表现为迅速增大的肿块，有时甚至可占据整个乳房。肿块巨大时，表面皮肤被撑薄，血管扩张，并引起局部皮肤破溃，腋窝下的淋巴结也可能同时受侵犯。

6. 浆细胞性乳腺炎

浆细胞性乳腺炎是由于各种原因引起乳腺导管阻塞，导致乳管内分泌物溢出，进入导管周围的组织而造成的无菌性炎症。急性期常常突然乳房疼痛，红肿，乳头内陷，腋窝淋巴结可摸到肿大，待炎症消退后，乳内遗留有肿块，可与皮肤粘连。

（三）发现乳腺肿块后怎样确定良、恶性

发现乳腺肿块后可以通过乳腺肿块活检的方法明确其病理以定良、恶性，这也是确诊乳腺癌的金标准。具体来说，常用的乳腺活检方法有以下三种：针刺活检、影像引导活检、外科活检。

（四）哪些乳腺癌患者适合手术治疗

乳腺癌外科手术治疗对乳腺癌的预后产生重要的影响，与其他治疗方法相比，手术疗效较好，所以手术治疗是乳腺癌的主要治疗手段之一。

乳腺癌的手术方式有很多种，包括乳腺癌根治术、改良根治术、全乳腺切除术、保乳手术、前哨淋巴结活检术、乳房切除后重建等。乳腺外科的整体趋势是向着减少创伤的方向发展，外科手术方式的选择显得审慎和重要。虽然，目前对其选择尚未有统一的意见，但是无论选用何种术式，乳腺外科医生一般都会严格按照以根治为主，保留功能及外形为辅的原则，尽可能降低复发、转移的风险。

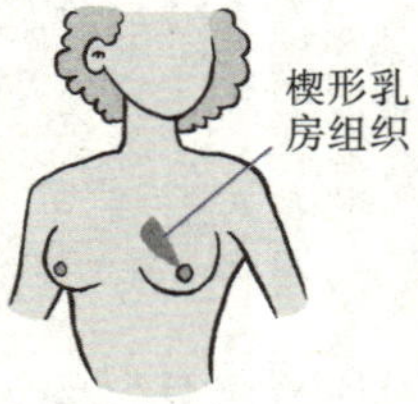

部分乳房切除术

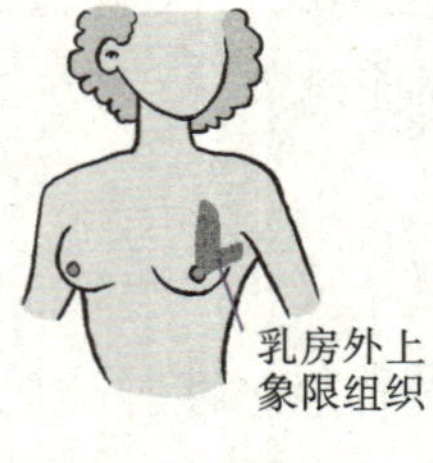

乳房外上象限切除术

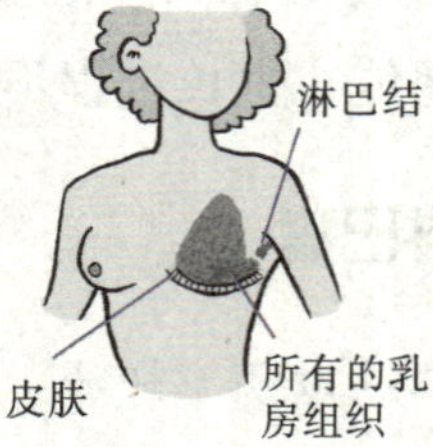

改良乳房切除术

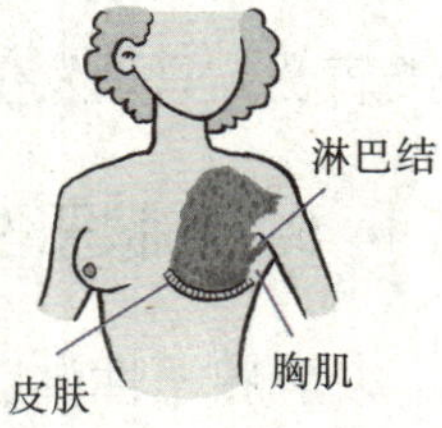

根治性乳房切除术

临床上常根据乳腺癌患者的临床分期、所在医院的治疗条件、患者自身的要求及身体情况、手术医师的临床经验甚至患者的经济情况等综合考虑来决定治疗方案。手术后再根据患者的月经状态、肿瘤大小、淋巴结转移情况、激素受体状况等来决定辅助治疗方案，以降低复发及转移风险。

适合手术的乳腺癌为0、Ⅰ、Ⅱ、ⅢA期乳腺癌。有些刚开始不能手术治疗的乳腺癌患者，经过化疗、放疗或对症支持治疗后，有可能使原来不可切除的癌肿变为可切除的，即属于可手术的范围。

（五）乳腺癌手术后为什么要进行功能锻炼

1. 乳腺癌手术后进行功能锻炼的原因

乳腺癌手术后经常会发生病变一侧（患侧）的上肢功能障碍，主要表现为患侧上肢水肿，上臂肘旁胀肿严重时可连及手背手指，指间关节板滞、皮肤麻木（上肢淋巴水肿），肩关节活动受限，运动后迅速出现疲劳等，其严重程度取决于手术的方式和术后切口愈合时间，是否合并高血压，放疗、化疗的差异及功能锻炼，等等。尽可能地降低上肢功能障碍的发生率，可以有效改善乳腺癌患者术后的生活质量，其中术后及时合理地进行功能锻炼是促进患者上肢功能恢复的重要方法。乳腺癌术后进行功能锻炼，可以有效地降低上肢淋巴水肿的发生率，促进肩关节活动度的增加，减轻上肢肿胀。

目前普遍认为乳腺癌手术后应尽早进行患肢功能锻炼。一般在腋下切口处疤痕组织尚未形成时进行锻炼，可以有效防止腋窝周围疤痕挛缩，减少肌肉萎缩和关节强直，同时通过患肢的活动促进血液循环，增加淋巴回流，减少水肿的发生或减轻水肿，从而改善患侧上肢的功能。乳腺癌手术后功能锻炼持续时间一般应该在半年以上，尤其是前 3 个月更为重要。如果错过了最佳时间再进行肢体功能锻炼，就会由于瘢痕组织收缩影响肩关节的活动，一旦瘢痕组织处于较稳定状态后，再进行锻炼，其效果也不甚理想。

2. 乳腺癌手术后功能锻炼的方法

乳腺癌手术后功能锻炼的方法除了慢跑、散步、骑自行车等常规有氧运动，以及梳头、穿衣、爬墙等日常生活活动的锻炼外，国内外相关研究者根据乳腺癌患者的这一特殊情况制定了一系列的上肢功能锻炼操，大致都符合一定的原则：手术后 24 小时内保持肩关节制动，以防止拖把手术后伤口出血、皮下积液；手术后第 1 天直至腋下负压引流期间（一般为一周左右），以指间、腕掌、肘关节的运动锻炼为主，注意避免大幅度的肩关节外展运动，更不要用患肢力量支撑起床，前屈后伸幅度也不宜过大；手术后第 8 天至手术后第 14 天，一般还处于住院期间，

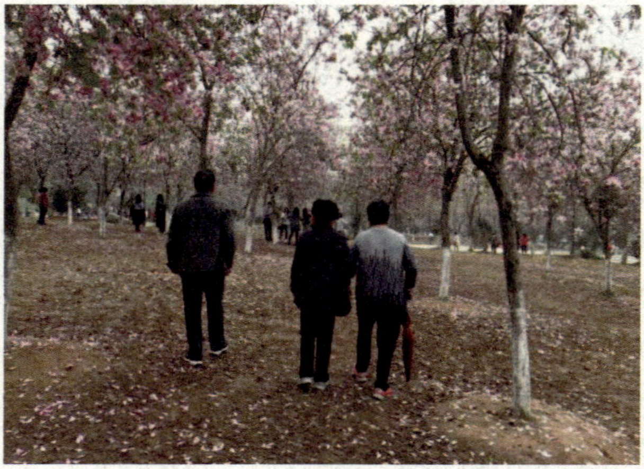

以肩关节的活动锻炼为主，以防止瘢痕组织粘连；手术后 3 个月内为肢体功能锻炼的关键时期，在此期间内规律而充分的功能锻炼，可以有效防止因长时间的关节腔制动而造成的关节腔内粘连，促进瘢痕组织下疏松结缔组织的生成，扩大上肢活动范围，从而缩短上肢功能恢复的时间。

（六）放疗为什么能治疗乳腺癌

放疗，是放射治疗的简称，是指应用放射性物质或放射能来治疗肿瘤的一种方法。其原理是肿瘤细胞经放射线照射后受损而死亡，肿瘤逐渐消退。乳腺癌的放疗是局部治疗手段之一，也是乳腺癌综合治疗的重要组成部分。放疗还可作为可治愈的但不能接受或不愿意接受手术的乳腺癌患者的根治性治疗措施之一，更多用于综合治疗。即使对于晚期没有手术机会的患者，放疗仍是一种有效的局部治疗手段，可以缓解症状，改善生活质量，延长生存期。乳腺癌放疗包括根治术之前或之后做辅助治疗，以及晚期乳腺癌的姑息性放疗。总体而言，根治术之前的新辅助放疗还没有得到广泛的认可，目前临床应用较少。

1. 放疗的种类

（1）辅助放疗：手术后辅助放疗，可有效降低局部复发和转移风险，提高生存率。

（2）姑息性放疗：复发、转移灶的放疗。乳腺癌发生远处转移时首先考虑以化疗和内分泌治疗为主的综合治疗，适当地配合放疗可缓解症

状，减轻患者痛苦。如骨转移的患者经放疗后疼痛可减轻或消失。对于有胸、腰椎转移的患者，放疗可以防止或延迟截瘫的发生。

2. 放疗的副反应

放射治疗会导致一定的副反应，包括全身反应，如表现为疲乏、失眠或易激动、食欲下降等，血象可反映为白细胞、中性粒细胞、血小板减少等；局部反应，表现在照射区内皮肤、黏膜或小血管等在照射过程中发生的急性反应；放射性损伤，是辐射引起组织器官不可逆永久损伤，会给患者带来极大痛苦，例如放射性肺损伤、骨坏死等，应尽可能避免。以上反应程度主要与放射剂量大小、照射体积、照射速度、照射部位等有关，也与患者全身情况以及个体耐受情况有关。一般只需及时对症处理，严重病例可予以输液、升白细胞等处理，必要时暂停放疗。中医药治疗在防治放疗副反应方面可起独特作用，并取得了良好的疗效。

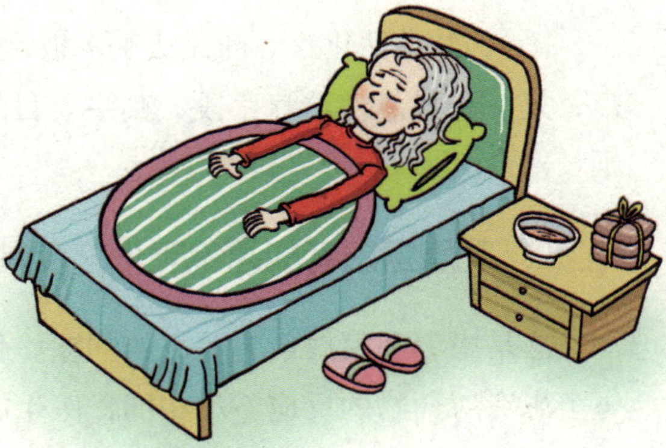

（七）乳腺癌的化疗

乳腺癌的治疗目前采用多学科协作的综合治疗方案，除局部治疗外还需应用全身性的辅助治疗，比如在手术前后应用全身性化学药物治疗，以杀灭亚临床微小转移灶，提高手术切除率，降低或推迟局部复发及减少远处转移，从而达到提高生存率，延长生存时间的目的。

1. 化疗的种类

（1）新辅助化疗。即术前化疗，其目的是缩小病灶，降低原发肿瘤的分期，将部分“不可手术的局部晚期乳腺癌”转变为“可手术的乳腺癌”，将不能保乳的患者降期保乳，消灭可能残存的微小转移灶，减少远处播散，还可根据化疗后临床和病理的反应情况判断预后，为进一步选择合适的治疗提供依据。

（2）辅助化疗。即手术后辅助化疗，可降低复发率及死亡风险，提高生存率。手术后辅助化疗宜手术后早期应用，争取在手术后两周应用，一般最迟不能超过术后两个月，否则将降低疗效。联合化疗比单药化疗的疗效好。

（3）姑息性化疗。即无法手术根治的晚期或复发转移性乳腺癌的化疗，是一种姑息性治疗手段，其主要目的是提高生活质量、减轻痛苦、延长寿命。

2. 乳腺癌患者能否承受化疗及其副反应

这是患者和家属最为关心的问题。化疗药物会引起相应的副反应，每个患者对药物的反应不尽相同，医生亦难以准确地预测，所以一般医生在确定化疗方案前，会很小心地评估患者的整体身体状况，确定患者身体的承受能力，才会制订合适的化疗方案和药物剂量。在整个治疗过程中，医生也会配合使用化疗辅助用药，如加强止呕、护胃、护肝等支持治疗，并会密切观察和跟进患者的反应，若出现严重副反应，会适当调节药物或剂量，甚至暂停治疗。随着化疗药物的不断发展，加上中医药调护，总体来说，目前化疗的毒副反应已较以往大为改善。所以，患者和家属也不必过分纠结于化疗副反应，以免错过治疗时机。

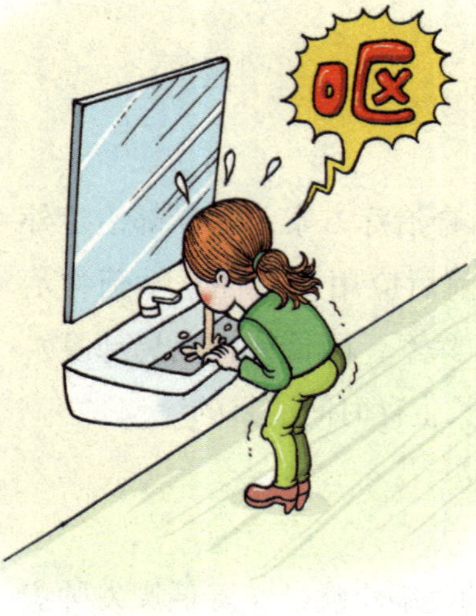

（八）内分泌治疗

1. 内分泌治疗历史

肿瘤的内分泌治疗已有100多年的历史，其中乳腺癌的治疗历史最久。据记载，1896年Bentson（本特森）采用双侧卵巢切除术治疗3例晚期乳腺癌，从此揭开了乳腺癌内分泌治疗的序幕。以卵巢切除为代表的非药物性内分泌治疗成为20世纪前半叶治疗复发或不能手术切除的乳腺癌的常规疗法之一。

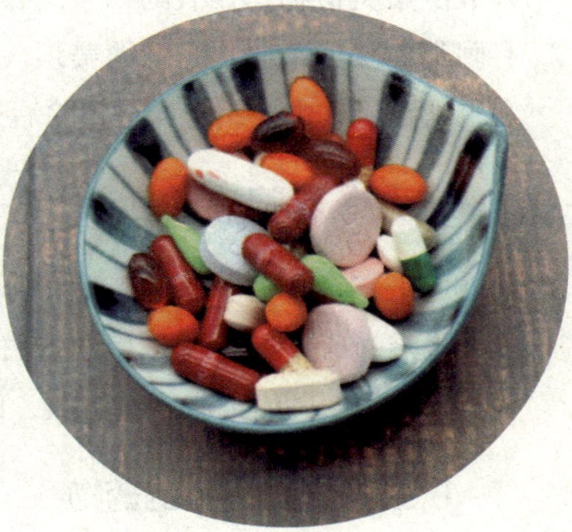

1967年Jensen（詹森）发现人类乳腺癌中含有雌激素受体（ER），这一发现是乳腺癌内分泌治疗的一大进步，内分泌治疗的机制逐渐被大家所了解，治疗变得更有针对性，疗效也明显提高。20世纪90年代乳腺癌内分泌治疗进入新的时代，并成为21世纪乳腺癌治疗的主要手段之一。

2. 内分泌治疗作用

由于乳腺癌细胞分子生物学的特征，针对ER、孕激素受体（PR）阳性的内分泌治疗是乳腺癌患者降低复发转移及控制肿瘤进展的关键，其主要是通过降低患者体内雌激素水平或抑制雌激素的作用，从而达到抑制肿瘤细胞生长的目的。可以这么认为，乳腺癌内分泌治疗是在肿瘤内分泌治疗中研究得最成熟和最有成效的。由于其在激素受体阳性的绝经后乳腺癌患者中的疗效与化疗相当，而毒副反应相对较轻，有利于长期维持治疗，因此无论在术后辅助治疗阶段，还是在复发转移后解救治疗中都有着十分重要的地位。

3. 内分泌治疗方法

内分泌治疗主要包括外科内分泌治疗和内科内分泌治疗。外科内分泌治疗是指对绝经前妇女采用的卵巢切除术（又称去势术）。内科内分泌治疗是指应用药物内分泌治疗，在近20年来该治疗方法有很大进展。目前在临床使用的主要有：①抗雌激素类药物，代表药物有三苯氧胺（他莫昔芬），是目前应用最广泛的内分泌治疗用药。②促黄体生成素释放激素类似物，代表药物有戈舍瑞林。③芳香化酶抑制剂，代表药物有阿那曲唑、来曲唑、依西美坦。④孕酮类药物，代表药物有甲羟孕酮和甲地孕酮，主要用于卵巢切除后或绝经后患者。

（九）乳腺癌的新希望——分子靶向治疗

近十年来，由于基因工程和分子生物学研究技术的进步，把在肿瘤发生发展过程中起关键作用的蛋白分子作为攻击的靶点，已经研制出一些特异性抑制肿瘤细胞增殖扩散，促进癌细胞凋亡的分子靶向药物。

1. 分子靶向治疗的药物

目前乳腺癌的分子靶向治疗药物主要有以下几种。

（1）曲妥珠单抗（赫赛汀）。曲妥珠单抗是一种人源化单克隆抗体，主要用于治疗HER2过度表达的乳腺癌。曲妥珠单抗不仅可以单药使用，还可以与化疗药联用取得更大的疗效，尤其是可以改善生存情况。近年来的研究表明，曲妥珠单抗治疗可使早期乳腺癌患者复发风险降低36%～52%，死亡风险降低33%。2011年中国癌症基金会与该药生产商共同开展了“赫赛汀患者援助项目”。

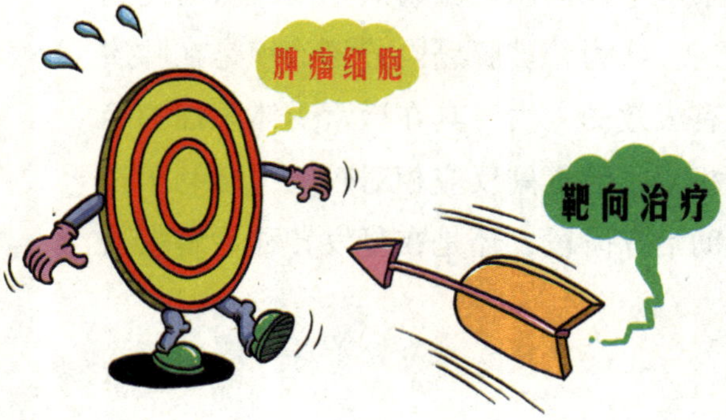

（2）拉帕替尼。拉帕替尼是一种口服的小分子表皮生长因子酪氨酸激酶抑制剂，可

以同时作用于 HER1 与 HER2，在体外试验中对 HER2 过表达乳腺癌细胞系的生长抑制作用明显。因其与曲妥珠单抗无交叉耐药性，且其结构为小分子，能通过血脑屏障，是对曲妥珠单抗耐药及脑转移患者的又一新选择。

（3）贝伐单抗。贝伐单抗是全球首个重组人源化单克隆抗体。血管内皮生长因子（VEGF）在乳腺癌的发生、发展及预后方面起着重要作用。贝伐单抗是针对血管内皮生长因子 A（VEGF-A）亚型的重组人源化单克隆抗体。临床试验表明，在晚期乳腺癌中，贝伐单抗联合紫杉醇的疗效显著优于单用紫杉醇。

2. 分子靶向药物治疗的不良反应

分子靶向药物治疗最常见的不良反应是发热和寒战，且多发生于给予负荷剂量时，发生率大约为 40%．反应程度多为轻至中度，一般用解热镇痛药及抗过敏药物来缓解。这些反应多具有自限性，发热时体温为 38 ～39 ℃，当寒战、发热出现时，可给予退热药物处理，症状可以很快缓解。

心脏毒性：曲妥珠单抗使用中最严重的不良反应是心功能障碍。曲妥珠单抗的心脏毒性可以说是决定患者能否完成治疗的关键。一般年轻和无心脏疾病的患者心脏毒性发生率比较低，为 1% ～4%，治疗前的评估和治疗过程中的监测至关重要。心功能障碍表现为气促、胸闷、呼吸困难等，经过对症处理后，75% 的心功能障碍患者症状能得到明显改善，并可继续用曲妥珠单抗治疗。

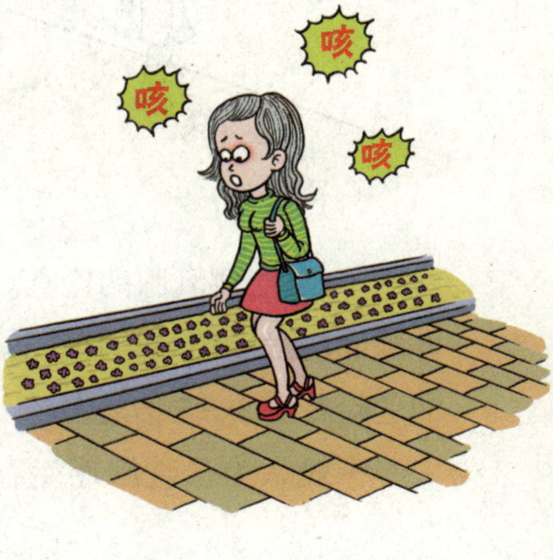

其他不良反应：用药过程中还可能出现呼吸困难、咳嗽、哮喘以及尿量变化等情况。用药过程中严重的输液反应发生率为 0.3%，多出现在第一次用药时，以呼吸道症状为特征，如呼吸困难、支气管痉挛等，还可出现低血压或皮疹，一般用曲妥珠单抗前均使用抗过敏药预处理。

（十）为什么要坚持复查和随访

乳腺癌治疗后的随访和复查是一件复杂而长期的工作，但它确实是非常必要的，实践证明其可以带来很多临床获益，尤其在乳腺癌的总体复发转移率还相当高的现在，复查的价值是十分肯定的。

1. 复查

一般认为乳腺癌新癌灶的出现与治疗后时间的长短没有太大的关系，而复发却有很大的时间规律性。乳腺癌初次治疗以后，大约一半患者的复发发生在2～3年之内，3/4的患者复发是在5年之内。研究证明，在最初2年之内，每3～4个月复查1次最为合理有效。在第3～5年，以每6个月复查1次为宜。此后，每12个月应当复查1次。当然如果发现异常或有可疑情况的时候，复查的时间间隔就要根据患者具体情况由主治医生临时制定。

乳腺癌复查的内容比较多。首先，患者需将一段时间以来的感受、不适症状和自我检查所见告诉医生，医生再从中寻找是否有复发、转移或新癌灶的迹象，或判断是否有并发症。其次，医生要对患侧胸壁或乳腺，双侧腋窝，双侧锁骨上、下窝，以及对侧乳腺等部位进行触诊体检。最后是一系列实验室检查和辅助检查，这些检查项目并非每次都要全面进行，而是根据患者具体情况有所选择。以下仅介绍一些临床上比较有意义的检查和发现。

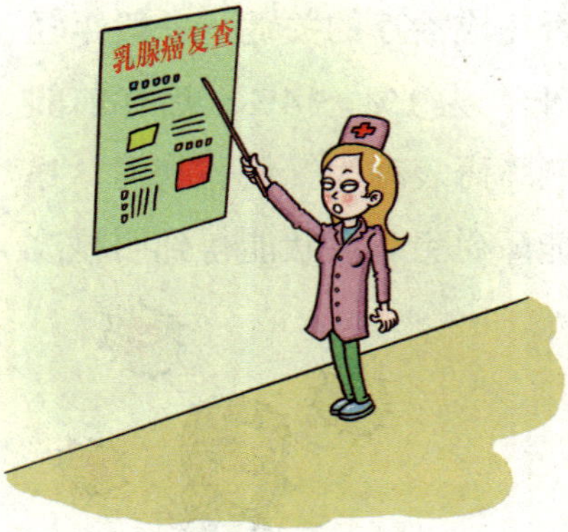

（1）对侧乳腺的检查。原发乳腺癌经治疗后的生存者发生第二原发乳腺癌的危险明显增加，这种危险比所有女性群体发生第一原发乳腺癌的危险高出3～5倍之多。

一般认为，乳腺癌生存者如果经体检和乳腺X线检查发现其对侧乳腺患有原发肿瘤，由于发现较早，诊断时较其第一原发乳腺癌预后更好，有效的监测增加了治愈第二乳腺癌的可能性。

（2）保乳术后同侧乳腺癌复发的检查。同侧乳腺癌复发可通过自我体检、专业医生乳房体查和乳腺X线检查等发现。目前这三种方法都被推荐使用。

（3）乳腺切除术后的局部区域复发。乳房切除术后胸壁复发的风险与原发肿瘤的大小、恶性程度、安全切缘的范围和腋窝受累淋巴结的数目等有关，早期发现胸壁转移可提高局部病变控制率和增加治愈机会，大多数胸壁复发是浅表的而且易被发现。

（4）非乳腺癌的第二原发癌症。某些乳腺癌患者因治疗的相关副反应容易诱发第二恶性肿瘤。如服用他莫昔芬的患者发生子宫内膜癌的相对危险指数增加2～3倍，大多数子宫内膜癌的患者通过评价患者的症状（阴道流血及局部症状），定期妇科超声及每年一次的盆腔检查即可做出早期诊断。此外，乳腺癌放化疗后的患者也有诱发淋巴造血系统肿瘤的风险。

2. 随访

规范、严谨、长时间的随访可以为随访者提供大量有关乳腺癌患者生存和生活质量的资料，恶性肿瘤治疗最重要的指标就是长期生存情况和生活质量情况，也为乳腺癌的流行病学研究提供统计数据源。

八、中医药治疗乳腺癌

（一）中医学对乳腺癌的认识

乳腺癌属于中医“乳岩”“乳石瘤”“妒乳”等病名范畴。一般认为，中医学对乳腺癌的认识始于晋代葛洪《肘后备急方》，其后，宋代陈自明《妇人大全良方》、金元时期窦汉卿《疮疡经验全书》、明代李梴《医学入门》以及薛己《女科撮要》等，均从不同的侧面对本病的症状、病因病机、预后及治疗做了分析和描述，而数陈实功所著的《外科正宗》描述得最为详尽："初如豆大，渐若围棋子，半年一年，二载三载，不痛不痒，渐渐而大，始生疼痛，痛则无解。日后肿如堆栗，或如覆碗，紫色气秽，渐渐溃烂，深者如岩穴，凸者若泛莲，疼痛连心，出血则臭，其时五脏俱衰，四大不救，名曰乳岩。"

（二）中医药治疗乳腺癌具有独特的优势

中医认为人体是一个有机的整体，肿瘤是全身性疾病的局部表现，肿瘤的发生、发展是一个正虚邪实的过程。中医药能通过整体治疗和辨证论治发挥扶正祛邪、带瘤生存的作用。中医学认为乳腺癌多因正气亏虚，情志内伤，饮食失宜，冲任失调，以致气滞、血瘀、痰凝、毒聚结于乳络而成。其发病与肝、胆、脾、胃、肾等脏腑功能失常关系密切。病机可概括为内虚与毒聚。内虚是冲任失调，肝、脾、肾等脏腑功能衰退；毒聚为痰浊凝结、瘀毒郁积，聚结成块。故中药治疗采用疏肝理气、化痰散结、调理冲任、滋阴软坚、清热解毒、化瘀消肿、健脾益气、化痰软坚等治法，取得了良好的疗效。早、中期治疗上注意疏肝理气，气机调畅，脉络通畅，瘀毒难聚。病至晚期，肝肾亏虚，治疗则注重滋养肝肾，扶正解毒。

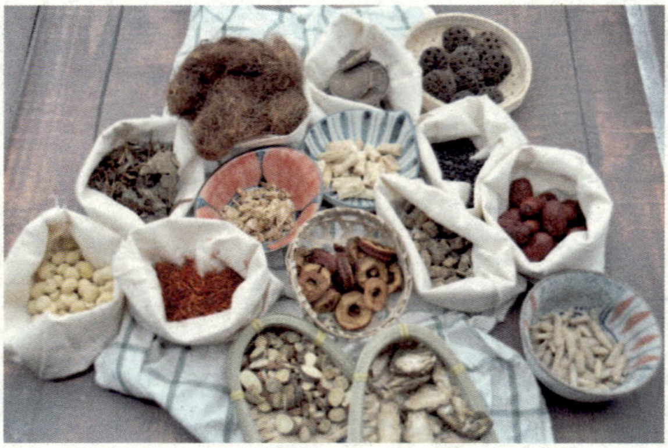

目前，中医药对维护乳腺癌患者的生存质量有着积极的作用，已渗入综合治疗中的每一个环节。中医学认为，现代医学手术、放疗、化疗等治疗均属"攻"的范畴，因而，配合中医药的治疗，根据患者体质的强弱、阴阳的盛衰进行辨证论治，达到攻补兼施、阴阳平衡的目的。中医药的优势在于其从整体出发，调动机体全身的功能，调整机体气血、阴阳、脏腑功能的平衡，通过辨证论治的个体化治疗方案，起到治“本”的作用，故能从多方面、多角度，更有针对性地治疗乳腺癌手术、化疗、放疗、分子靶向治疗等所引起的各种副反应。

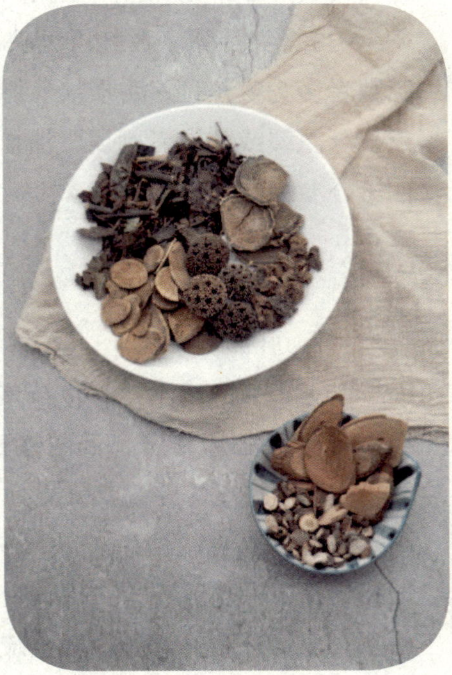

如与手术配合，可用扶正抑瘤的治则，以提高机体的免疫功能，促进手术创伤的早期恢复。与化疗配合，可用益气补血、健脾和胃、滋养肝肾、扶正解毒法，以减轻化疗的毒副反应，提高化疗疗效。乳腺癌化疗期间的中西医互补已被越来越多的患者所接受，人们希望减少西药的副反应，以更接近“自然”的方式去追求身体健康和改善生活质量。与放疗配合，可采用清热解毒、凉血活血、软坚散结法，以减轻放疗引起的毒副反应，减轻患者的痛苦，提高生活质量。一般认为，乳腺癌宜以中西医结合治疗方案为佳，符合手术适应证的应尽早手术治疗，术后可在放疗、化疗、分子靶向治疗等基础上及早配合中药扶正祛邪，增效减毒，防止其复发转移，常常可取得较好疗效。

（三）因人而异的辨证施治①

1. 辨治原则

（1）定性。乳腺癌患者早、中期多为肝郁气滞、冲任失调、毒热蕴结之实象；中晚期多见脾肾亏虚、气血不足、瘀毒内聚、虚实夹杂之病证。

① 林丽珠．肿瘤中西医治疗学［M］．北京：人民军医出版社，2013：165.

（2）辨肿块。乳房肿块皮色如常，伴有情志不舒者属肝气郁结；乳房肿块皮色青紫，形体多肥者属痰瘀互结；乳房结块坚硬，伴有月经不调者属冲任失调；若肿块溃烂，血水淋漓，臭秽不堪，色紫剧痛者属热毒蕴结。

（3）辨舌脉。舌脉可反映出疾病的寒热虚实。舌质红，舌苔黄，脉数者多为实热证；舌质淡，脉沉细者为虚证；舌质紫黯或有瘀斑、瘀点，脉弦缓或弦滑者则属气滞血瘀之象。舌脉是临证的重要依据，仍需四诊合参，整体权衡。

2. 分型论治

（1）肝郁气滞型。

症状 乳房结块，皮色不变，两胁胀满疼痛，或经前乳房胀痛，经血不畅，心烦易怒，郁闷寡言，口苦咽干，喜叹息，舌苔薄白或微黄，或舌边瘀点，脉弦或弦滑。

症候分析 情志不畅，肝气失于疏泄，阻滞乳中经络及胁络，气滞血瘀，日久形成乳中结块。肝气郁结，气血不畅，不通则痛，故两胁胀痛；肝藏血调经，肝主疏泄，肝郁气滞，情志失调，故经前乳房胀痛，经血不畅，郁闷寡言；若气郁化火生风，可见心烦易怒，口苦咽干。舌苔薄白或微黄，或舌边瘀点，脉弦或弦滑均为肝郁气滞之象。

治法 疏肝理气、软坚散结。

方药 逍遥散加减。柴胡15克，白芍15克，白术15克，瓜蒌15克，夏枯草30克，山慈姑15克，川楝子15克，当归5克，浙贝15克，青皮10克，郁金10克。

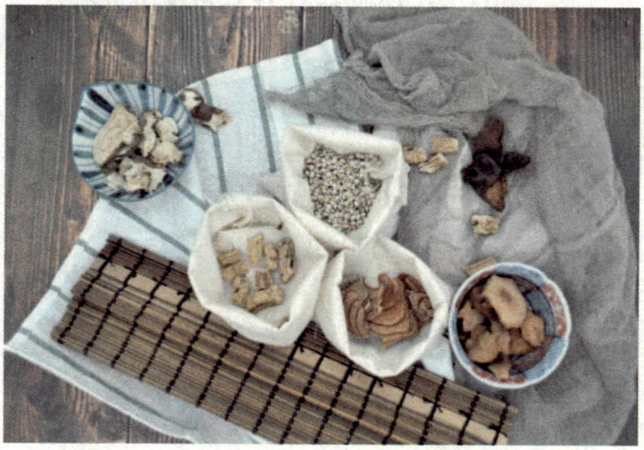

方解 方以柴胡疏肝解郁，当归养血活血，白芍养阴柔肝，白术健脾燥湿，瓜蒌、夏枯草、浙贝软坚散结，山慈姑解毒消瘤，青皮、郁金、川楝子理气止痛。

加减 火盛便秘者，加丹皮、山栀、大黄等清泻肝胆；乳房胀痛明显者，加王不留行、延胡索化瘀止痛。

（2）冲任失调型。

症状 乳房内肿块，质地硬韧，粘连，表面不光滑，五心烦热，午后潮热，盗汗，口干，腰膝酸软，兼有月经不调，舌质红，苔少有裂纹，脉细或细数无力。

症候分析 肝肾阴虚，冲任失养，血脉不畅，阻于乳中，变生积块，故见乳房内肿块，质地硬韧，粘连，表面不光滑。阴虚火旺，则见五心烦热、午后潮热、盗汗、口干等症。腰为肾之府，肾虚失养，则腰膝酸软。冲为血海，任主胞胎，肝肾阴虚，冲任失养而致月经不调。舌质红，苔少有裂纹，脉细或细数无力为冲任失调之象。

治法 调理冲任、滋阴软坚。

方药 知柏地黄汤加减。生地、玄参、牛膝、山慈姑、蛇六谷、石见穿、莪术、八月扎各 15 克，鳖甲、知母各 20 克，白花蛇舌草 30 克，山茱萸、鸡内金各 10 克，蜂房 6 克。

方解 方以生地、山茱萸、玄参、鳖甲滋养肝肾，知母、白花蛇舌草滋阴降火，山慈姑、蛇六谷、石见穿、莪术、八月扎、鸡内金、蜂房软坚散结，牛膝引火下行。

加减 失眠者，加酸枣仁、柏子仁、夜交藤养心安神；盗汗者，加煅龙牡、浮小麦收敛止汗。

（3）热毒蕴结型。

症状 乳房结块迅速肿大，隐隐作痛，或结肿溃破，甚则溃烂翻花，流水臭秽，痛引胸胁，烦热眠差，口干苦，小便黄赤，大便秘结，舌质红，苔黄白或厚腻，脉弦数或滑数。

症候分析 乳房属足阳明胃经，为多气多血之经，胃经湿热蕴结，变生瘀毒，则肿块发展迅速，隐隐作痛，热毒腐蚀肌肉，则见结肿溃破，甚则溃烂翻花，流水臭秽。热毒内蕴，气机不利，肝络失和，胆不疏泄，可见痛引胸胁，口苦。热毒内结，心神被扰，见烦热眠差。口干苦，小便黄赤，大便秘结，亦为热毒内蕴伤阴之象。舌质红，苔黄白或厚腻，脉弦数或滑数均属热毒蕴结之候。

治法 清热解毒、化瘀消肿。

方药 五味消毒饮加减。金银花10克，野菊花15克，蒲公英15克，紫花地丁15克，紫背天葵10克，桃仁15克，红花10克，皂角刺15克，露蜂房6克。

方解 方以金银花、野菊花、蒲公英、紫花地丁、紫背天葵5味药专事清热解毒，加桃仁、红花、露蜂房、皂角刺添化瘀消肿之功、排脓托毒之效。

加减 火结便秘者，加大黄6克、厚朴15克、枳实15克等通腑泻热；热入营血者，可加丹皮15克、生地15克、赤芍15克；晚期乳腺癌见消瘦乏力，面色不华，脉虚数者，可加黄芪30克、白术15克、当归10克。

（4）气血两虚型。

症状 乳中结块，推之不移，或肿块溃烂，血水淋漓，疼痛难忍，头晕目眩，面色㿠白，神疲气短，舌质淡或淡胖，舌苔薄白，脉沉细无力。

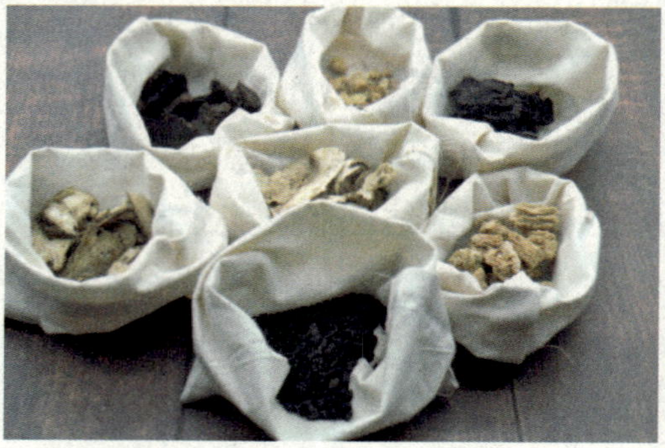

症候分析 多见于乳腺癌晚期，或经多疗程放疗、化疗后，正气大伤，邪毒炽盛。邪聚日久，痰浊、瘀毒内蕴，见乳中结块，推之不移，疼痛难忍，或肿块溃烂。气虚不摄见血水淋漓，气血不足，机体失养，故见头晕目眩，面色㿠白，神疲气短。舌质淡或淡胖，舌苔薄白，脉沉细无力均为气血两虚之象。

治法 健脾益气、化痰软坚。

方药 人参养荣汤加减。人参15克，白术15克，熟地20克，白芍15克，黄芪30克，当归10克，远志10克，陈皮6克，生姜3片，大枣10枚，甘草6克，白英15克，龙葵15克。

方解 方以熟地、当归、白芍养血活血，黄芪、人参、白术、甘草健脾益气，陈皮理气，远志安神，姜枣健脾调和营卫，白英及龙葵以之扶正不留邪，加强软坚散结之功。

加减 若气虚卫表不固，自汗、易感冒，宜重用黄芪，加防风10克、浮小麦30克益气固表敛汗；脾虚湿盛泄泻或便溏者，当归减量，加薏苡仁30克、炒扁豆15克健脾祛湿。

3. 分期论治

根据患者的全身情况和局部肿瘤变化，恶性肿瘤的临床发展过程大致可分为三期，中医药治疗在不同时期根据正邪关系的不同有所调整。

初期 起居饮食如常，无明显自觉症状，有明显肿块或不明显肿块，无转移迹象，舌苔脉象大多正常，此时正盛邪实，可以及时攻毒邪为主，佐以扶正。

中期 肿瘤已发展到明显程度，肿块增大，耗精伤气，饮食日久，倦怠无力，形体日见瘦弱，已显正虚邪盛之象，邪正相持，须攻补兼施。

晚期 癌症已发展至后期，远处转移，肿瘤坚硬如石，面黄肌瘦，形销骨立，显露恶病质。此时正气亏损，如妄施攻法，徒伤正气，故治则以扶正调理，缓解痛苦症状为主，积极调动患者的主观能动性，以顽强的意志与疾病做斗争，同时大力补虚扶正，增强患者的抗病能力，控制病情发展，寓攻于补。

（四）中医药特色疗法

1. 神奇的针灸治疗①

针灸作为肿瘤的辅助治疗手段是近几年来开始研究的新课题。目前临床研究表明，针灸可以减轻肿瘤患者的疼痛、腹胀、恶心呕吐、便秘、发热、尿闭、月经失调、失眠多梦等症状，针灸还可以减轻放疗、

① 林丽珠．肿瘤中西医治疗学［M］．北京：人民军医出版社，2013：166.

化疗、内分泌治疗、分子靶向药物治疗的副反应。针灸治疗同样遵循中医学整体观念与辨证论治的原则，循经取穴为主，配合适当手法，收到减轻症状的效果。

处方 以足厥阴肝经、足阳明胃经、任脉经穴为主，如屋翳、膻中、天宗、肩井、期门、三阴交、丰隆。

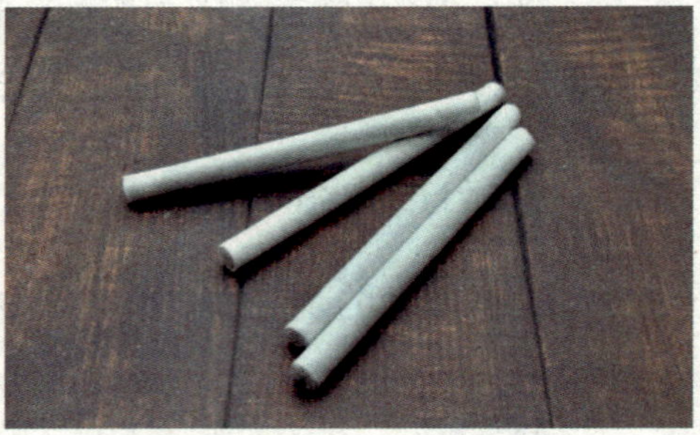

方义 屋翳疏导阳明经气，膻中为气海，泻之以利气机，两穴可疏通局部气血；天宗、肩井为治疗乳腺疾病的经验穴，配足阳明经之络穴丰隆，可除湿化痰消肿散结；期门疏肝气，调冲任；三阴交既可补肾健脾调肝，又能调理冲任。

辨证配穴 冲任失调加肝俞、肾俞、关元补肾健脾调肝，调冲任；肝郁气滞加肝俞、太冲；热毒蕴结加内庭、行间点刺放血；气血两虚加灸脾俞、膈俞、足三里可健运脾胃，益气养血。

随症配穴 乳腺癌术后上肢水肿加极泉、青灵通络消肿；乳腺癌放疗后放射性肺炎加尺泽、孔最泻肺止咳；潮热者加百劳、膏肓；失眠心烦者加大陵、神门。

刺灸方法 毫针刺，补泻兼施。每日 1 次，每次留针 30 毫米，10 次为 1 个疗程。虚证可加灸。

耳针法 内分泌、内生殖器、乳腺、胸。毫针刺，中强度刺激，每次留针 30 分钟，间歇运针 2～3 次，10 次为 1 个疗程。或用揿针埋藏或王不留行籽贴压，每 3～5 日更换 1 次。

拔罐法 选大椎、第 4 胸椎夹脊点刺放血后拔罐，适用于热毒蕴结型。

挑治法 第 3、4、5 胸椎夹脊点或阳性反应点挑治，每周 1 次。

2. 品种繁多外治法

应用外治法治疗恶性肿瘤是中医的特色之一，尤其对于晚期肿瘤患者，很多时候，中医药常常作为患者首选治疗方法。这类患者大多数已经接受过其他多种西医对症治疗，然而未获得较满意的疗效，此时对中药的反应性亦可能较差，大剂量攻逐往往只会加速病情的恶化，反而应用相对安全方便的外治法则可能有助于病情的稳定及好转。中医外治法历史悠久、源远流长，有着丰富的内涵，其操作方法很多，有外敷法、外洗法、穴贴法等，其应用范围也较广泛，不仅可应用于浅表肿块，而且可应用于深部肿块，特别是在治疗癌性疼痛，攻逐胸、腹水，减轻手术、放疗和化疗等治疗的副反应中，常常可以起到西医疗法所不及的效果。

中药外用可以经皮肤吸收，就近作用于局部组织或器官，药力直达患处，可以有效地避免口服经消化道吸收所遇到的多环节代谢作用及内服药物所带来的不良反应，作用迅速有效而安全，对于不能服药的患者，尤其对某些顽症及危重症患者更凸显其独特效果。中药外治法同样遵循辨证与辨病用药相结合的原则，将所选的中草药施于皮肤、孔窍、腧穴等部位，常用的方法有以下几种。

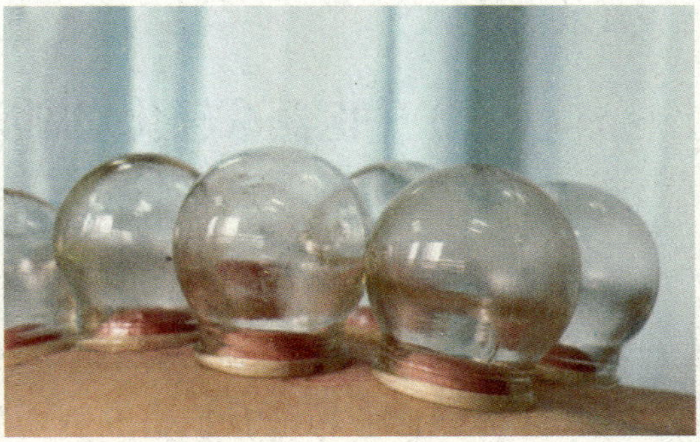

（1）药物贴敷疗法：根据患者作用部位的不同，又有局部疼痛处敷药、穴位敷药和脐部敷药等的不同。①局部疼痛处敷药：是治疗癌痛最常选用的方法。例如鲜金剪刀 30 克加适量食盐捣烂如泥，外敷于头部疼痛处。鲜蒲公英适量，捣碎如泥后取汁直接外敷于疼痛处等。如中药双柏水蜜散外敷疼痛部位，此法适用于热毒为主的疼痛。②腧穴敷药：腧穴既是脏腑、经络、气血输注之处，也是疾病在体表的反应点，可以通过经穴一内脏相关的途径，治疗多种内脏癌痛。③脐部敷药：脐部即神阙穴，总理人体诸经百脉，联络五脏六腑，四肢百骸，脐部敷药后，其药气可以迅速透入并通过经络的传输到达病所，以调节气血阴阳，或驱毒外出，或理气止痛，临床常用于腹部疼痛及化疗引起的腹泻、便秘等。

（2）药物涂擦法：将中药煎成汤剂或配制成液体涂擦在特定部位上起作用的方法。如硇砂 120 克，加冰片 5 克浸泡于高粱酒内 7 天，涂擦疼痛处治疗骨转移瘤痛，有一定的缓解效果。

（3）中药气雾吸入法：将所选中药煎成汤剂后趁热让患者用鼻子吸入药气来治疗疾病的一种方法，此法对于脑部转移瘤导致的疼痛有较好的止痛效果。注意避免吸入太热的中药气雾而烫伤鼻腔。

（4）中药熏洗法：把所选中药煎汤趁热在患部熏蒸、淋洗、浸浴或沐足等方法，可用于缓解化疗等引起的癌性疲乏或神经毒性、药物性皮疹。此法注意避免汤剂过热而烫伤。

（5）药物穴位注射法：将特定药物针剂在局部穴位注射的方法。如甲氧氯普胺足三里穴位注射，对化疗引起的胃肠道反应能起到很好的疗效。

（五）中医药减轻化疗副反应

抗肿瘤化学药物在抑制癌细胞的同时，也会杀伤正常细胞，给机体带来损伤，使患者生存质量下降。且常因不同程度的毒副反应，部分患者不能顺利完成各个疗程，从而影响了疗效。中医认为，这是化疗药物耗伤人体气血、精液及损伤五脏六腑功能所致，一般临床应用健脾和胃、益气养阴、滋补肝肾、填精益髓、养阴清热的中药，以减轻和改善这些化疗副反应。化疗毒副反应较多，应用中医药能够起到较好的增效减毒效果，已经被广泛接受。

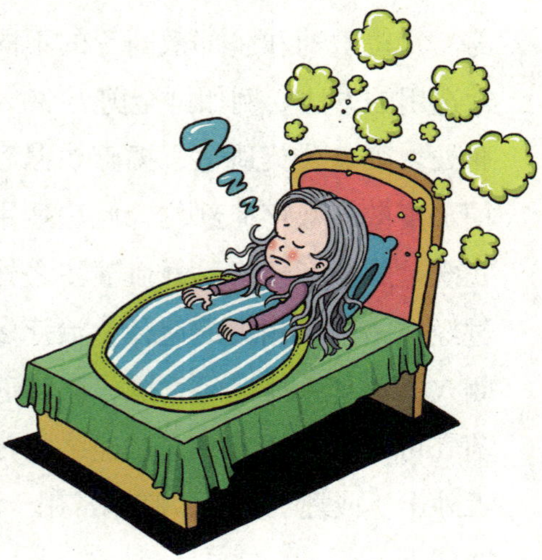

1. 全身症状

有些化疗药物可以引起头晕、全身乏力、精神萎靡、食欲不振、失眠多梦、口干咽干、大小便失调等。中医认为这些表现属于气虚阴亏、肝肾不足的证候。中药通过补气养血、滋补肝肾之法，可以使患者症状减轻。临床观察发现化疗药物似乎能耗气伤阴，损伤脾胃，进而累及肝肾，所以要针对各种化疗药物引起的不同全身反应，予以辨证施治，以益气养阴、健脾和胃为主，常能减轻毒副反应，改善患者不适症状，使化疗得以顺利进行。但如果剂量过大或患者对某些化疗药物比较敏感时，仍不可避免地出现一些全身反应。反应较严重时常迫使化疗中断或暂停。

2. 消化道反应

消化道黏膜细胞受到化疗药物的损伤和刺激，引起一系列消化道反应，一般较骨髓抑制出现得早。常见有食欲减退、恶心呕吐、腹痛腹泻等脾胃失和、升降失司等表现，中医治疗主要以健脾和胃、降逆止呕为法，代表方可选陈夏六君子汤或温胆汤加减。药物可选用党参、白术、云苓、陈皮、半夏、旋覆花、代赭石、太子参、焦三仙、鸡内金、砂仁、藿香、佩兰、竹茹等。随症加减，腹痛加元胡、木香、杭白菊；腹泻加罂粟壳、五倍子，并可配合针灸足三里、脾俞、胃俞、内关等穴位，有一定改善效果。

3. 骨髓抑制

多数抗肿瘤化疗药物可引起不同程度的骨髓抑制。主要表现为末梢血液中白细胞数下降，尤其以粒细胞数下降为主；有的药物使血小板下降较明显，也有的药物对骨髓功能影响不大。随着化疗药物剂量的增加，血红细胞、白细胞、血小板都会受到影响，甚至发生明显骨髓抑制，呈再生障碍性贫血。血细胞的减少有两种可能机制：一是由骨髓抑制引起，二是由于末梢血细胞的破坏加剧。前者影响程度较深，恢复起来也较慢；后者影响较小，恢复亦较容易。

骨髓抑制、血象下降的防治是化疗期间的一大问题，影响到整个疗程能否顺利进行，因此推荐整个化疗期间都要配合中药，以减轻化疗的毒副反应，保护骨髓功能，促进骨髓造血机能的恢复和重建。根据长时间的临床实践及药物筛选结果，目前以补肾益髓生血方药的效果较好，代表方可选左归饮或右归饮加减。动物实验也证明了一些补肾益髓药如女贞子、山萸肉、黄精、仙灵脾、龟板、枸杞子等，也有改善化疗药物引起的血象下降的作用。血细胞的减少成分不同，在中药选用上会稍有侧重，举例如下。

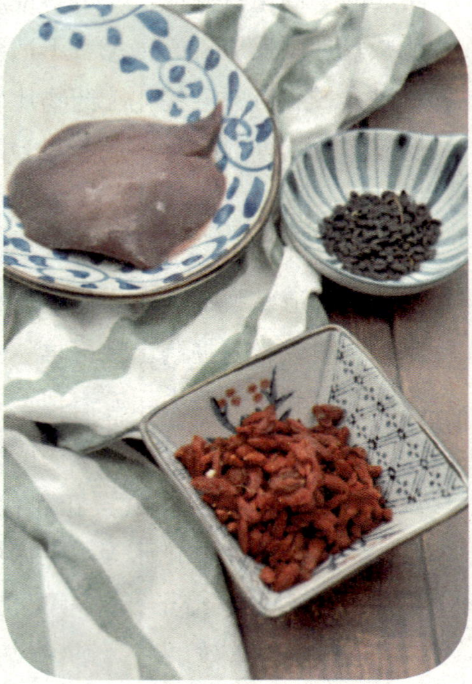

（1）白细胞减少。代表方选补中益气汤加减。常用黄芪、五爪龙、黄精、女贞子、鸡血藤、紫河车、枸杞子、菟丝子、当归、山萸肉、川芎、补骨脂、仙灵脾等。白细胞减少常表现为中医的气虚证候，气虚则血瘀，可引起很多变化，故治疗上以益气为主。

（2）红细胞减少。代表方选归脾汤加减。选用黄芪、党参、当归、生熟地、阿胶、龙眼肉、大枣、龟板胶、鹿角胶、枸杞子、紫河车、人参等药，治疗上以补气养血为主。

（3）血小板减少。一般表现为气血两虚或血亏，甚至气不摄血，血不循经，溢出脉外，引起出血诸证，治疗代表方选归脾汤加减。常用女贞子、山萸肉、生地黄、大枣、龟板胶、鳖甲胶、紫河车、生黄芪、鸡血藤、花生衣等药，治疗上以益气摄血养血为主。

在应用中药防治骨髓抑制血象下降时，要辨证施治，有的白细胞下降的患者表现为气血双亏时，则应予补气养血兼顾；如果表现为中气不足时，则投以补中益气汤。此外还有一些中成药对保护血象有效，如归脾丸、六味地黄丸、肾气丸、复方皂矾丸等。血细胞下降严重，骨髓抑制明显者应中西医结合治疗，包括输血、输红细胞、升白细胞、升血小板等治疗。在骨髓造血机能重建中，应该积极发挥中医药的扶正固本作用。

4. 免疫抑制

晚期肿瘤患者的免疫反应性比正常人要低，而多数抗肿瘤化疗药物又对机体的免疫功能有不同程度的影响。肿瘤、机体免疫功能状态及药物治疗之间相互作用是极其复杂的。药物在杀灭肿瘤细胞的同时，也抑制了机体免疫功能，后者又为肿瘤细胞的扩散提供了便利条件，所以加用中药调理，既保护了机体的免疫功能和抵抗能力，又最大限度地消灭了肿瘤。

5. 神经损伤

一些植物性生物碱类抗肿瘤化疗药物对周围神经有明显毒性，可引起肢末麻木、全身乏力、膝腱等反射低下、肠麻痹、便秘等，甚至偶见共济失调，中药治疗此类症状常用活血通络、补肾益气法。药用络石藤、五爪龙、鸡血藤、首乌藤、补骨脂、菟丝子、丹参、川芎、巴戟天、肉苁蓉、桑寄生、川续断、骨碎补、生熟地、生黄芪、党参、枳壳、厚朴等，可在一定程度上减轻症状。

6. 皮肤色素沉着及脱发

由于化疗药的毒热伤阴，阴血不能润养肌肤，表现为肌肤干燥，有时可发生皮疹、红斑、皮肤色素沉着，常伴有脱发、甲床色素沉着和指甲变形。阿霉素、表阿霉素、环磷酰胺和长春新碱等化疗药物最易引起脱发，停药后有时脱发仍会继续，但以后会再生，且较以前更黑更密，这是正常组织产生耐药性的表现。中医药治疗常予以益气补血、活血化瘀，如选用北芪、党参、黄精、川芎、生地、赤芍、紫草、枸杞子、女贞子、鸡血藤、当归、首乌藤、丹参等药。

（六）中医药减轻放疗副反应

中医认为，放疗造成的反应是由于放射性作为一种热毒之邪会伤阴耗气，灼伤津液，损伤脾胃运化功能，影响气血生化之源，同时气虚可进一步导致血瘀。故许多患者经放疗后，不但出现上述一系列证候，而且可见舌质瘀暗，肌肤干枯，色素沉着，舌上瘀斑瘀点等血瘀之证。放疗后的患者，抵抗力下降，常合并感染、发热，出现毒热症状，这是瘀毒化热之象。所以防治这些放疗毒副反应就要根据中医理论、临床辨证来立法处方。根据放射线引起的上述病理变化，当选用益气养阴、生津润燥、调理脾胃、滋补肝肾以及清热解毒、活血化瘀等法则来治疗，并根据不同部位和证候辨证施治。

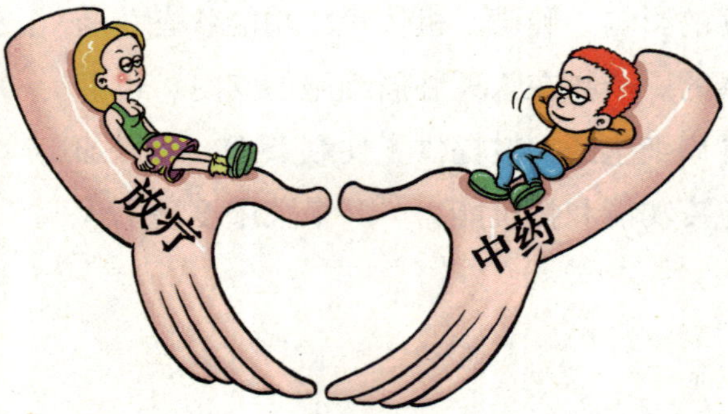

放疗局部反应的中医药治疗：身体各部位组织器官对放射线的耐受程度各不相同，且与放射线剂量、放射面积、放射线的种类及该局部组织的生理情况不同有关。正常组织局部放射反应可以恢复，一旦过量，所造成的放射性损伤就不可逆。

1. 皮肤

皮肤反应可以表现为红斑、干反应、湿反应。在放射治疗数日后，皮肤开始发红暗，之后逐渐变为暗棕紫色，毛发也易于脱落。当剂量逐渐加大时，局部皮肤可能出现干性表皮脱屑，有的则出现湿性表皮脱落、破损，甚至形成久不愈合的溃疡，并伴有明显疼痛。一般红斑期及干性反应期可以完全恢复而不留痕迹，湿性反应愈合后可见皮肤有些萎缩及毛细血管扩张表现。如形成溃疡则已成为不可逆损伤，极难愈合，面积较大时，往往需要做植皮修补。

2. 肺

急性放射性肺炎常见于肺癌、食管癌、乳腺癌、纵隔肿瘤等的放疗。主要症状为发热、气促、咳嗽，当照射野过大、剂量过大、频率过快时，可伴有呼吸困难及缺氧表现，需抢救、吸氧、静脉点滴肾上腺皮质激素和抗生素等治疗。中医认为，放射性肺炎是由于放疗辐射之燥热灼伤肺阴，故治疗用养阴清肺法，中药选用沙参、天麦冬、花粉、玄参、杏仁、橘皮、前胡、丹皮、杭芍、女贞子、百部、黑芝麻、生石膏等。肺部足量放疗后数月可产生放射性纤维化，患者逐日感到气短、干咳，引起继发性感染则发热、咳吐黄痰等，需积极控制。放射性肺纤维化主要在于预防，即在剂量和照射野方面注意严格掌握，同时应用中药养阴润肺及活血化瘀以减轻肺纤维化导致的相关症状。

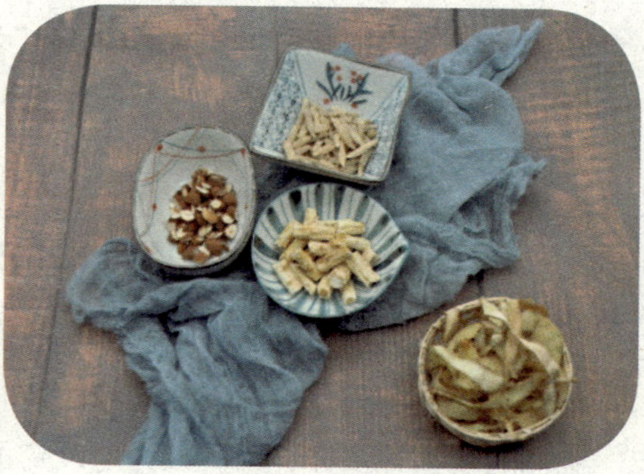

3. 脑、脊神经

全脑照射或局部照射均可使颅内压升高，需要进行降颅内压处理。全脑照射不能超过一定范围，剂量过大可引起脑坏死。在治疗头颈部肿瘤、食管癌及肺癌时，一旦剂量过大，脊髓防护不好，可引起坏死。放射性脊髓炎，临床表现为截瘫或颅神经麻痹，往往不能恢复。中医认为，脑为髓之海，所以这种后遗症主要治疗法则是补肾填髓，佐以活血通络。药用生熟地、山萸肉、女贞子、枸杞子、肉苁蓉、补骨脂、仙灵脾、仙茅、桑寄生、络石藤、鸡血藤、川芎、丹参、牛膝等。

4. 消化道反应

如食欲减退、恶心呕吐、消化不良、疲乏无力等，治疗可予以健脾和胃，益气养阴。药用生黄芪、北沙参、白术、云苓、橘皮、竹茹、旋覆花、代赭石、鸡内金、山药、山楂、麦芽等。并可针刺内关、曲池、足三里、中脘等穴位。

5. 骨髓抑制

一般在放疗后第二周开始即可出现末梢血细胞数下降，每周查血常规2次，如白细胞数低于4×10^9个/升，或血小板低于80×10^9个/升时，可用中药益气补血、滋补肝肾之剂，针刺治疗可以针大椎、曲池、三阴交、绝骨等穴位，有一定作用。

（七）中医药减轻内分泌治疗副反应

内分泌治疗是目前国际标准乳腺癌治疗的重要且有效手段。内分泌治疗同放疗、化疗一样，在治疗的同时也会有一些副反应。其不良反应临床表现多种多样，因其人为地改变了机体的内分泌环境，故最常见内分泌失调所致的类更年期综合征（月经失调、心烦易怒、失眠多梦、潮热多汗、胸闷神疲、情志抑郁等）、骨质疏松、脂肪肝及肝功能异常、子宫内膜增厚、消化道反应等，影响了患者的生活质量。

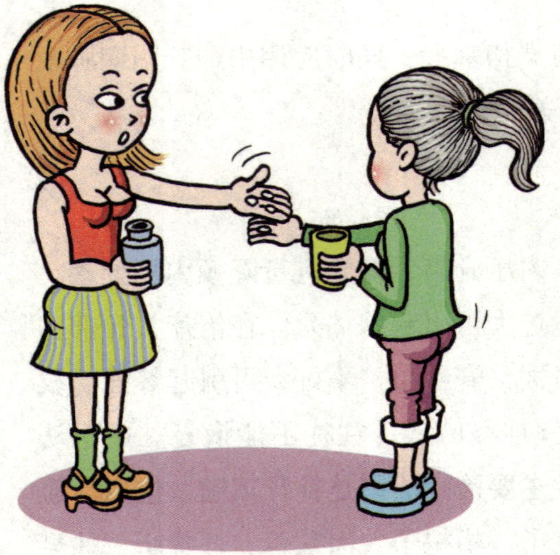

内分泌治疗是目前乳腺癌综合治疗的重要手段之一。但内分泌治疗药物在抑制乳腺癌复发及转移的同时，也导致女性体内雌、孕激素分泌绝对或相对不足，从而使部分患者出现性情急躁或精神抑郁、面部烘热、汗出量多、月经紊乱、失眠、多梦等类似更年期综合征的症状，严重影响了患者的生存质量，也在一定程度上降低了乳腺癌患者规范化治疗的依从性。现代医学对此类症状尚无有效的解决办法，而中医能从整体观出发，通过辨证论治缓解乳腺癌患者内分泌治疗中出现的不良反应，减轻痛苦，提高患者治疗依从性，从而更有效地提高患者的生存质量。

乳腺癌患者在服用各种内分泌药物后常出现颜面潮红、潮热盗汗、五心烦热、疲倦乏力、头痛头晕、经带异常、腰膝酸软、消化道不适等症状。中医学认为，内分泌药物容易导致肾—天癸—冲任—胞宫轴的平衡失调、脏腑阴阳气血失和而发病，与肾、肝、脾、胃、心密切相关。即乳腺癌患者内分泌治疗引起的副反应主要是由于肾气渐衰，冲任亏虚，阴阳失调所致。

所谓“壮人无积，虚人则有之”，肾虚为发病之根本。冲任失调，血行不畅，肾水亏虚，不能上济于心火，心阴失养，故见颜面潮红、潮热盗汗、疲劳乏力；腰膝酸软类似“骨质疏松”的表现。肝脉布络胸胁，宜疏泄条达；肝失疏泄则胸胁脉络气机不利。肝藏血而司血海，肝血不足，或疏泄失常，不荣亦痛，不通则痛，故患者易见情志不畅，抑郁烦躁，头晕头痛。肝属木，克脾土，脾伤则运化无权，痰浊内生，无形之气郁与有形之痰浊相互混凝，经络不畅，可见厌食、恶心呕吐、便秘或腹泻、体重改变等症状。

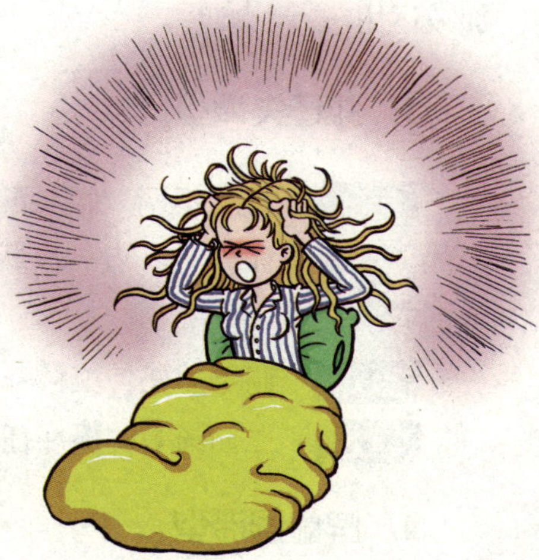

乳腺癌内分泌治疗副反应表现多样化，具体来说，中医药减轻内分泌治疗副反应主要体现在辨证分型论治基础上。常见的分型论治有以下几种。

1. 肝气郁结型

症状 心烦易怒、胸中烦闷、失眠多梦、眼睛干涩、眩晕耳鸣等，舌质红，苔薄黄，脉弦数等。

治法 疏肝解郁、行气散结。

药方 逍遥散或丹栀逍遥散或柴胡疏肝散等疏肝解郁类方药加减运用。

2. 肝肾阴虚型

症状 腰膝酸软、眩晕耳鸣、潮热盗汗、记忆力减退、失眠多梦，舌红少津、脉细数等。

治法 滋补肝肾、清热养阴。

药方 六味地黄丸或知柏地黄丸或滋水清肝饮等滋补肝肾类方药加减运用。

3. 冲任失调型

症状 月经不调，腰膝酸软或冷痛，不同程度的潮热汗出或乍寒乍热，伴或不伴头晕乏力、皮肤瘙痒，舌质淡，苔薄白或薄黄，脉沉细或沉弱。

治法 调摄冲任、填精补髓。

药方 二仙汤等调摄冲任的方药加减应用。

4. 脾虚湿滞型

症状 恶心呕吐、食欲差、便秘、便溏等，舌多有齿印，苔多厚腻，脉濡滑，等等。

治法 健脾化湿、行气导滞。

药方 四君子汤或参苓白术散等健脾化湿类方药加减。

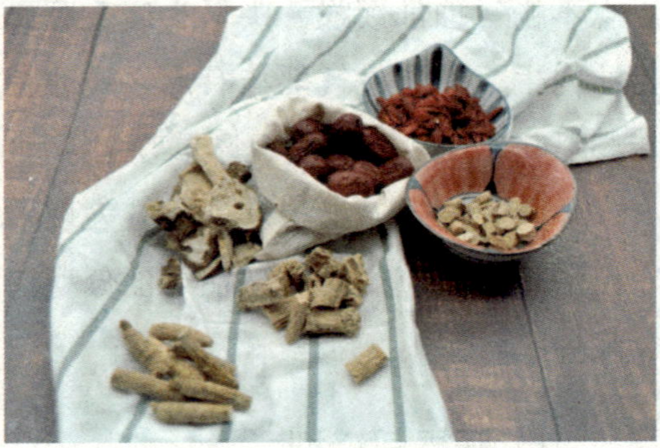

厨师篇

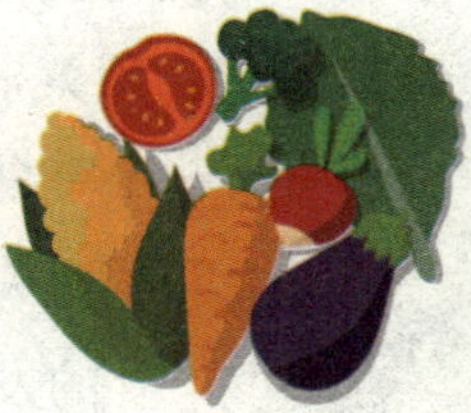

荤素搭配，饮食有味
营养均衡，合理忌口
抗癌食物，恰当选用

中医学认为“药食同源”，食物与药物同样具有酸、苦、甘、辛、咸五味和寒、热、温、凉属性，一些食物除了具有一般的营养作用外，尚有比较明显的滋补强壮等作用，通过适当食用各种具有不同滋补作用的食物，可以补益气血阴阳津精，强壮身体而增强抵抗能力。民间亦有“药补不如食补”之说，食物性味甘和可口，可避免药物气味苦劣，既难入口又易损伤胃气之弊，为平常养生防病的最适宜又简便有效的方法。

按照中医传统理论，因人制宜，根据不同性别和年龄阶段的生理特点，以及各特殊个体的体质状况，有目的地进食滋补类食物，既满足生理上对饮食营养的特殊需求，又可以补益人体气血阴阳，强壮身体，提高抵抗和预防疾病的能力，是中医饮食保健中的一种主动有效方法，体现了中医治未病的特色，值得重视和采用。

乳腺癌的发病涉及多个因素，而饮食因素是造成这种差异的重要影响因素之一。流行病学研究结果提示，蔬菜、水果、肉类、乳类和豆类等食品的摄入情况以及与膳食相关的烟酒茶的消耗和乳腺癌的发生发展具有密切的关系。

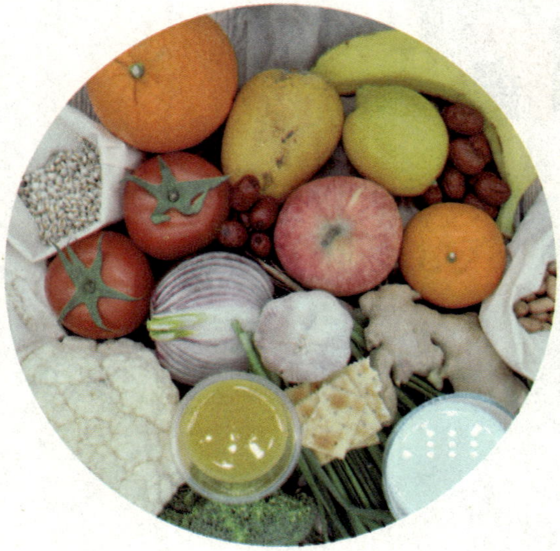

建立健康合理的膳食结构，养成良好的饮食生活习惯，掌握一些饮食防癌的知识，对防癌抗癌具有重要作用。实践证明，与日常生活息息相关的饮食习惯是可以逐渐培养和改变的。因此，可在乳腺癌高危人群中适时开展合理膳食的健康教育，改变其不良的饮食生活习惯。保持健康合理的饮食生活习惯，是降低乳腺癌发病率和死亡率的重要策略之一。

一、改变不良饮食习惯

要限制食盐和腌制食物的摄入，高盐饮食会增加患癌症的危险；控制油煎或油炸食品的摄入量，经常吃油煎或油炸食品的人，患乳腺癌的危险性增加 1.6 倍。① 同时烹调食物的时候宜低温，提倡多用蒸、煮、凉拌、汤菜等接近自然的烹调方法。此外专家还建议女性应少喝咖啡、巧克力、可可等，因为这类食物中含有大量的咖啡因、黄嘌呤，可促使乳腺增生，而乳腺增生又与乳腺癌的发生有关。女性，特别是绝经前妇女，如果过多地摄取这类食物，导致咖啡因的大量摄入，乳腺癌发生的危险性就会大大增加。

二、戒烟限酒远离癌

生活方式对乳腺癌的发生产生重要影响，研究结果显示吸烟的女性患乳腺癌的危险性是不吸烟的 1.26 倍，并与吸烟的数量和年数存在明显的正相关趋势，而被动吸烟患乳腺癌的危险性是无被动吸烟者的 2.92 倍。②

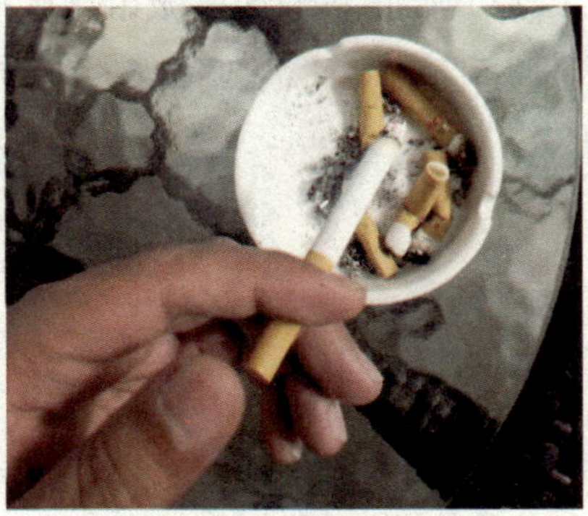

饮酒也会增加患乳腺癌的危险性。饮酒对乳腺癌的影响于 1977 年首次提起。相关研究表明，乙醇对患乳腺癌的危险性

① 邱琴 . 乳腺癌的膳食预防和控制［J］. 中外妇儿健康，2011，19（9）：74–75.
② 余丹丹 . 感染因素与乳腺癌的关系研究［D］. 中山大学，2010.

可提高 1.5～2.0 倍。[1] 可能的机制为：乙醇的细胞毒性或溶解性，使之可影响姐妹染色单体交换和 DNA 修复，增加肿瘤发生的危险性；乙醇诱导肝微粒体酶，使致癌原活化；乙醇还可改变肝功能从而影响雌激素和脂代谢，影响肝脏对致癌物和促癌物的清除功能，增加乳腺组织对其暴露的可能，从而提高患乳腺癌的危险性。乙醇改变了乳腺细胞膜的理化特性，使细胞膜对致癌物通透性增加，而细胞膜功能或细胞—细胞信息交换紊乱与乳腺癌有关；酒精可刺激脑垂体前叶催乳素的分泌，而催乳素又与乳腺癌发生有关。因此，女性尤其是绝经前后的女性，应戒酒或尽量少饮酒。

故戒烟及限制饮酒是远离乳腺癌的重要措施。

三、吃出健康和智慧
——饮食调理和选择

饮食调理是乳腺癌患者生活中很重要的一部分，均衡饮食、合理饮食有助于患者增强体质、更快康复并提高生活质量。我国的乳腺癌发病呈现城市明显高于农村的特点，而生活方式逐渐西化导致的膳食结构改变、肥胖率增加是城市乳腺癌发病率上升的一大重要因素。所以说，预防乳腺癌可以从调整日常生活的膳食结构入手。

① 李保义，宋志军，白涛，等．女性乳腺癌危险因素研究进展［J］．首都医药，2007（04X）：30–31.

（一）控制膳食脂肪

女性内分泌不平衡是乳腺癌的病因之一。乳腺的生长发育受雌激素、孕激素分泌调节等影响，尤其是雌激素中的雌二醇与乳腺癌的发病有密切关系。脂肪过多能促使体内形成更多的雌激素，从而增加雌激素对乳腺的刺激，促使乳腺增生或癌变，故增加了患乳腺癌的危险性。在中华人民共和国成立初期，受当时生活条件限制，居民膳食结构中脂肪含量很少，当时乳腺癌等疾病发病也很少。近年来，我国居民生活水平明显升高，肉类、禽类等消费增长很快，伴随而来的是大城市居民中的乳腺癌等发病率明显上升。上海市曾对537名正常人与患者进行对照研究，发现摄入脂肪多者患乳腺癌的相对危险性增加2.72倍；绝经后的女性摄入脂肪多者，相对危险性增加3.53倍。这就要求我们在日常生活中应忌高脂肪饮食，避免肥胖。

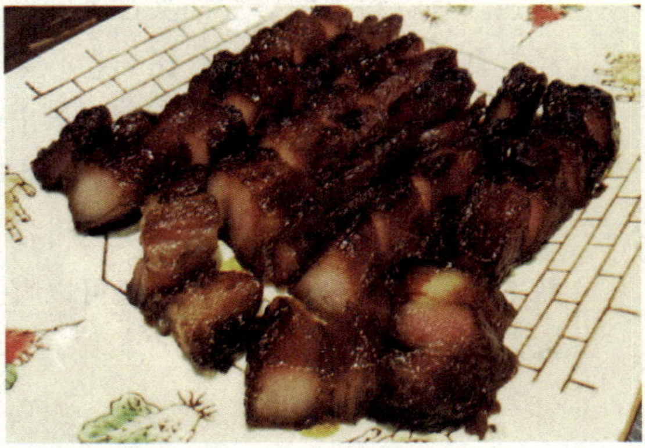

科学研究发现，高脂肪饮食能够改变机体的内分泌环境，加强或延长雌激素对乳腺上皮细胞的刺激，增加患乳腺癌的危险性。不同的食物含有不同种类和数量的营养物质，故每天的食物品种应尽可能多样化，荤素合理搭配，坚持适量的动物脂肪和动物蛋白的摄入并经常调换，可以保证营养充分；同时还要坚持低脂肪饮食，适当减少脂肪和糖的摄入，因为糖分摄入过多也会在体内进一步转化为脂肪。

（二）多食豆制品

大豆制品除了含有丰富的优质蛋白质、无机盐外，还富含黄酮类和以黄酮类为配基的糖苷等植物雌激素。研究显示，植物雌激素可通过增加异黄酮的摄入降低体内类固醇激素水平，以此作为雌激素拮抗剂，能降低乳腺癌的发病风险。流行病学调查也表明，多吃大豆制品可以降低患乳腺癌的概率。有专家指出，若一天摄入大豆制品占总食物量的2%～4%，就会对身体健康起到保护作用。每月吃1～3盒豆腐，患乳腺癌的危险性可降低50%。①

（三）多食蔬菜和水果

蔬菜、水果富含抗氧化的营养素和膳食纤维，已有研究表明高膳食纤维饮食对乳腺癌有抵抗作用，而且随着摄入量的增加，其抵抗作用也增强。有资料表明，亚洲女性乳腺癌发病率相对较低的主要原因之一是经常食用十字花科蔬菜，比如卷心菜、油菜、萝卜、菜花、荠菜等。这些蔬菜中所含有的有机硫化物显示出较强的抗癌活性。美国编制的防癌指南中，也把多食用十字花科蔬菜列为重要的一条。

此外，还可以多食醋。现代科技方法对醋进行微量元素分析发现，醋本身所具有的杀菌作用不仅可以直接抵抗传染性病毒，还可抵消黄曲霉素的致癌作用。

四、乳腺癌食疗方

根据乳腺癌患者不同阶段体质及病机症候的不同，可以采用不同的饮食疗法。总体来讲，康复期间要保持体重和均衡的营养，多吃新鲜蔬菜水果，多食鱼类及牛奶等优质蛋白，少吃含雌激素的食物，少吃脂肪，避免饮酒，少喝咖啡。乳腺癌患者平素宜食用一些具有祛痰、软坚、散结功效的食物，如海带、海藻、紫菜、鲜猕猴桃、牡蛎、芦笋等；手术后，乳腺癌患者多气血亏损，康复期间可给予一些益气养血、理气散结之品，既巩固疗效，又促进康复，如山药粉、粳米、薏苡仁、泥鳅、鲫鱼、大枣、菠菜、丝瓜、海带、橘子、山楂等；放疗时，乳腺癌患者多伴有阴虚内热之象，宜食用一些甘凉滋润之品，如杏仁霜、枇

① 邱琴.乳腺癌的膳食预防和控制［J］.中外妇儿健康，2011，19（9）：74-75.

杷、雪梨、荸荠、胡萝卜、海蜇、乌梅、香蕉、莲藕等；化疗时，乳腺癌患者容易出现消化道反应和骨髓抑制情况，可食用一些和胃降逆、益气养血之品，如鲜姜汁、甘蔗汁、鲜果汁、佛手、陈皮、白扁豆、灵芝、黑木耳、芡实、番茄、薏苡仁、粳米、葵花子等。以下将推荐一些食疗方供乳腺癌患者使用。

（一）辨证施膳食疗方

枸杞茉莉炖乌鸡

材料 枸杞 50 克，茉莉花干品 10 克，乌鸡 1 只（约 500 克）。

做法 枸杞洗净，乌鸡宰杀后去毛及肠等，将枸杞连同乌鸡放入锅内加水炖至熟烂，起锅前 10 分钟放入茉莉花、姜丝少许，加盐调味，饮汤或佐膳。

功效 补血理气，滋养肝肾。枸杞具有补血益精、滋养肝肾的功效，茉莉花具有理气开郁、辟秽和中的功效，乌鸡具有补虚劳、养肝肾的功效。

适应证 适用于乳腺癌患者，症见消瘦虚衰、烦闷疼痛。

莲子薏苡仁炖牡蛎肉

材料 莲子 50 克（去芯），薏苡仁 50 克，干牡蛎肉 100 克，猪瘦肉 150 克。

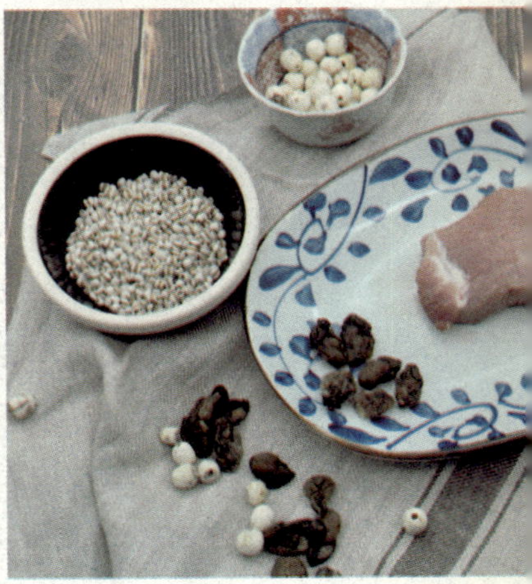

做法 先将莲子、薏苡仁洗干净浸泡 30 分钟，后连同干牡蛎肉、猪瘦肉一起放入锅内，加水适量，炖 50 分钟，加少许姜丝、油、盐，即可食用。

功效 健脾益气，消肿散结。莲子具有益肾固精、补脾止泻、养心安神的功效，薏苡仁具有补肺益脾、清热除痹的功效，牡蛎肉具有滋阴养血的功效，猪瘦肉具有滋阴润燥补血的功效。

适应证 适用于气血虚弱型乳腺癌患者，症见乳房肿块已久、乳头下陷、消瘦、心慌气短、神倦乏力、面色苍白、腰酸腿软、头晕目眩。

山楂甜橙莲子糊

材料 山楂肉20克，甜橙1个，石莲子肉100克，冰糖适量。

做法 将甜橙榨汁备用。先将石莲子与山楂加水适量，小火煮约半小时，然后再加鲜橙汁拌匀，调入冰糖适量，间服。

功效 行气祛瘀，消食开胃。山楂具有活血祛瘀、消食除积的功效，甜橙具有疏肝理气、消食除积的功效，石莲子具有补脾开胃、清心养肾的功效，冰糖具有补中益气、和胃润肺的功效。

适应证 适用于乳腺癌患者，症见体质虚衰、不思饮食。

金针木耳田鸡汤

材料 金针菜30克，木耳15克，田鸡约250克。

做法 金针菜清洗干净，与木耳用清水浸泡，田鸡洗净去皮及内脏，将以上材料一起加水炖熟，加姜丝少许，油盐和味，饮汤或佐膳。

功效 散结通乳，疏肝养阴。金针菜具有利湿热、宽胸膈的功效，木耳有凉血消疮的功效，田鸡具有解毒消肿、滋阴补虚的功效。

适应证 适用于乳腺癌患者，症见烦闷眠差、胸胁肿痛。

干贝银耳豆腐汤

材料 干贝50克，银耳10克，枸杞30克，豆腐500克。

做法 将干贝洗净浸泡约2小时，撕开成丝状，银耳用水泡开并撕碎，将以上材料连同枸杞、豆腐加适量水炖煮约40分钟，出锅前加蛋清、菱粉、盐拌匀即可。

功效 滋阴养血，健脾益气。干贝具有滋阴养血、补肾调中的功效，银耳具有润肺养胃、滋阴生津的功效，枸杞具有补血益精、滋养肝肾的功效，豆腐具有清热解毒、和中润燥的功效。

适应证 适用于阴虚内热型乳腺癌患者，症见潮热盗汗、口干舌燥。

海菜蚝豉兔肉煲

材料　海菜干品 15 克，蚝豉干 30 克，兔肉 250 克。

做法　海菜用清水浸泡洗净，兔肉切块。将蚝豉干、兔肉加适量清水煮 2 小时，再放入海菜煮 30 分钟，加盐调味服食。

功效　滋阴润燥，消肿散结。海菜具有清热化痰、消肿散结的功效，蚝豉具有滋阴养血的功效，兔肉具有补中益气、凉血解毒的功效。

适应证　适用于乳腺癌患者，症见烦热疼痛、口干痰多。

百合海带乳鸽汤

材料　百合 50 克，海带 30 克，乳鸽 1 只（200～300 克）。

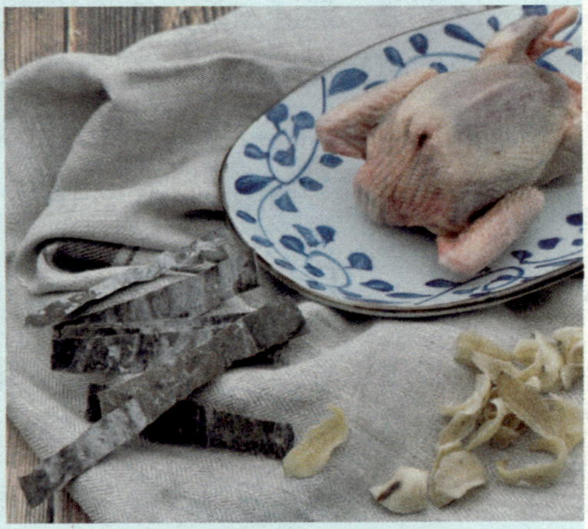

做法　乳鸽去毛及内脏洗净，切小块，百合洗净，海带洗净剪段，加适量水，小火煮约 2 小时，加盐调味，饮汤食鸽肉。

功效　解毒散结，滋肾补虚。百合具有清心润肺、滋阴安神的功效，海带具有软坚散结、清热除痰的功效，乳鸽具有解毒疗疮、滋肾补虚的功效。

适应证　适用于晚期乳腺癌患者，症见虚弱烦闷、患处疼痛。

菊叶三七猪蹄汤

材料　菊叶三七（鲜品）20 克，当归 10 克，王不留行 15 克，猪蹄 250 克，蜜枣 5 枚，生姜 15 克。

做法　猪蹄用温水洗净，用沸水煮约 2 分钟，捞出后在冷开水中稍浸一下，切块。将其他用料洗净，生姜拍烂。然后将处理过的全部用料放入锅内，加入适量清水，用小火慢煮 2.5～3 小时。调味后即可食用。

功效　活血化瘀，补血养气，解毒消肿。菊叶三七具有破血散瘀、止血消肿、安神的功效，当归具有补血活血、调经止痛、润肠通便的功效，王不留行具有活血通经、消肿止痛、催生下乳的功效，猪蹄具有补虚弱、填肾精的功效。

适应证 适用于血虚血瘀型乳腺癌患者，症见内有坚硬肿块，按之甚痛，乳头流出血性液体，舌暗淡，脉弦细涩。

灵龟补髓汤

材料 灵芝 30 克，乌龟 1 只，猪脊骨 200～300 克。

做法 乌龟宰后去肠脏，连龟甲同用，斩碎。猪脊骨连髓带肉斩断。将灵芝、乌龟、猪脊骨一起加入清水适量煎熬约 2 小时，加盐调味后饮汤食肉。

功效 清肝滋阴，养阴益髓。灵芝具有补气安神、止咳平喘的功效，龟甲具有滋阴潜阳、益肾健骨的功效，龟肉具有滋阴补血的功效，猪髓具有补阴益髓、补血滋肾的功效。

适应证 适用于乳腺癌患者，症见烦躁不寐或溃破渗液。

（二）手术期间食疗方

乳腺癌患者手术后，体质较为虚弱，免疫功能下降，元气大伤，出现食欲不振、消化功能不佳、消瘦、易于感冒等症状，可酌情多吃一些补益气血的食物，如山药、大枣、桂圆、核桃、莲子、瘦肉、河鱼、鸡蛋及奶制品。

归芪瘦肉汤

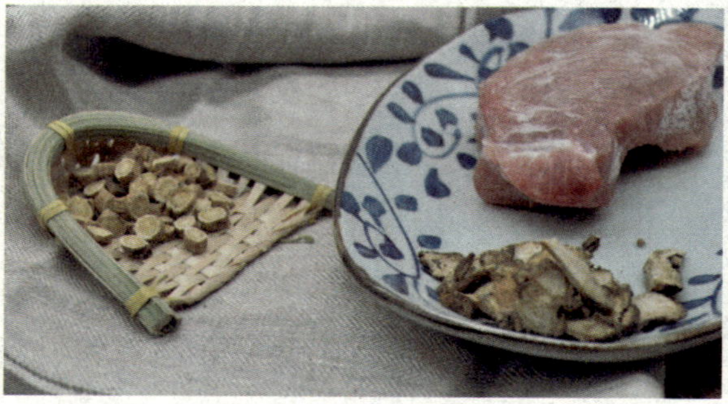

材料 当归 10 克，生黄芪 30 克，猪瘦肉 200 克。

做法 将当归、生黄芪及猪瘦肉煮至肉烂，食肉饮汤。

功效 补气养血。当

归具有补血活血、调经止痛、润肠通便的功效，黄芪具有补中益气、固表敛汗、敛疮生肌的功效，猪瘦肉具有滋阴润燥、补血的功效。

适应证 适用于乳腺癌患者手术后，症见神疲乏力、面色苍白、爪甲不荣。

人参百合瘦肉汤

材料 人参 5 克，百合 30 克，猪瘦肉 90 克。

做法 将人参切片，百合瓣洗净，备用。猪瘦肉洗净，切成小块，与人参片、百合瓣一起放入锅中，加适量水，大火煮沸，改小火煮 40 分钟，待猪肉熟烂后加盐调味即可。

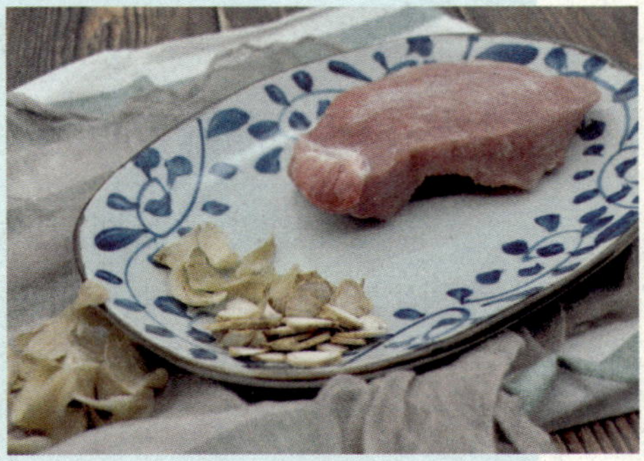

功效 益气养胃。人参具有大补元气、补脾益肺、生津安神的功效，百合具有养阴润肺、清心安神的功效，猪瘦肉具有滋阴润燥、补血的功效。

适应证 适用于乳腺癌患者手术后，症见体质虚弱、正气不足、胃气不和。

当归粥

材料 当归 10 克，粳米 100 克，大枣 5 枚，砂糖适量。

做法 当归温水浸泡片刻后，加水煎取浓汁 100 毫升，去渣取汁，加入粳米、大枣、砂糖，再加水 300 毫升左右，煮至米开汤稠为度。每日早晚空腹，温热顿服，10 天为 1 个疗程。

功效 补益气血。当归具有补血活血、调经止痛、润肠通便的功效，粳米具有益脾胃、除烦渴的功效，大枣具有补中益气、养血安神、缓和药性的功效。

适应证 适用于乳腺癌患者手术后，症见头晕、乏力、手足冰凉。

太子参鸡汤

材料 太子参 15 克，鸡肉 250 克。

做法 将太子参、鸡肉洗净，一起放入锅中，大火煮沸用小火炖煮至鸡肉熟烂，加入调料再煮两沸即可。

功效 益气健脾，补精添髓。太子参具有益气健脾、生津润肺的功效，鸡肉具有温中补脾、益气养血、补肾益精的功效。

适应证 适用于乳腺癌患者手术后，症见身体虚弱、气血不足。

（三）放疗期间食疗方

乳腺癌患者放疗期间或放疗后，阴气大伤，津液耗损，饮食宜选用养阴生津的马蹄、梨、枇杷、藕汁、绿豆、西瓜、杏仁、蜂蜜、绿茶等。

沙梨百合汤

材料 沙参 20 克，雪梨 2～3 个，百合 30 克。

做法 先将沙参及百合浸软后一起煎约 30 分钟，取汁，加入雪梨共煮，煮开约 10 分钟，吃梨饮汤。

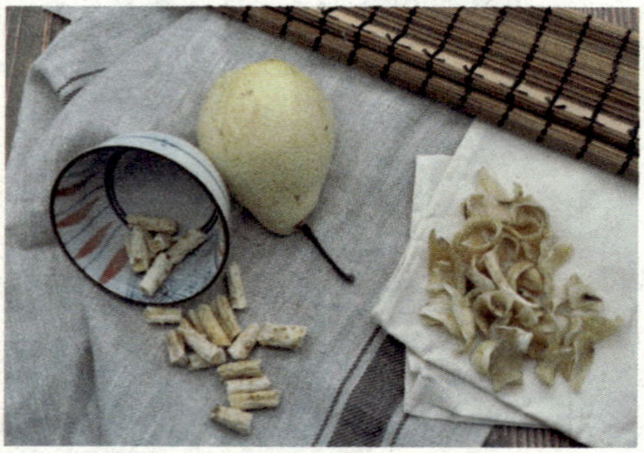

功效 滋阴润肺。沙参具有养阴清热、润肺化痰、益胃生津的功效，雪梨具有生津润燥、清热化痰的功效，百合具有养阴润肺、清心安神的功效。

适应证 适用于乳腺癌患者放疗后，症见肺燥咳嗽、痰少质黏或痰中带血、口干舌燥。

玉竹金银花饮

材料 玉竹 30 克，金银花 15 克，鲜白茅根 50 克，蜂蜜适量。

做法 将玉竹、金银花、白茅根拣去杂质，加清水适量，浸泡 20

分钟。然后再用小火煎煮 15 分钟，去渣取汁。待汤汁稍凉后加入蜂蜜适量，调匀服用。

功效 清热润肺，凉血生津。玉竹具有养阴润燥、生津止渴的功效，金银花具有清热解毒、抗炎的功效，白茅根具有凉血止血、清热利尿的功效。

适应证 适用于乳腺癌患者放疗后伤及肺胃津液，症见口干舌燥，发热体倦；舌质红，苔少或无苔，脉数。

沙参麦冬银花茶

材料 沙参、麦冬、桔梗各 10 克，金银花 30 克，甘草 3 克，绿茶 3 克。

做法 将以上材料洗净，放入锅中加水适量，煎煮两次，每次 30 分钟，合并滤汁即可。

功效 润肺止咳，清肺化痰。沙参具有养阴清热、润肺化痰的功效，麦冬具有润肺清心、泻热生津的功效，金银花具有清热解毒、抗炎的功效，桔梗具有止咳祛痰、宣肺排脓的功效，甘草具有补脾益气、清热解毒的功效，绿茶具有提神清心、清热解暑的功效。

适应证 适用于乳腺癌患者放疗后引起的放射性肺炎，症见干咳，痰少而黄稠，或痰中夹有血丝，口干舌燥，舌红苔黄，等等。

（四）化疗期间食疗方

乳腺癌患者化疗期间或化疗后气血两伤，肝肾亏损，饮食宜选用补益肝肾气血的龟、鳖、白木耳、香菇、燕窝、银杏、枸杞等。

枣糯山药粥

材料 糯米 200 克，大枣 10 枚，鲜山药 100 克（或山药饮片 70 克）。

做法 将以上材料洗净放入锅中，加适量水共熬成粥，调味服用。

功效　健脾和胃补虚。糯米具有补中益气、健脾养胃的功效，大枣具有补中益气、养血安神的功效，山药具有补脾养胃、生津益肺的功效。

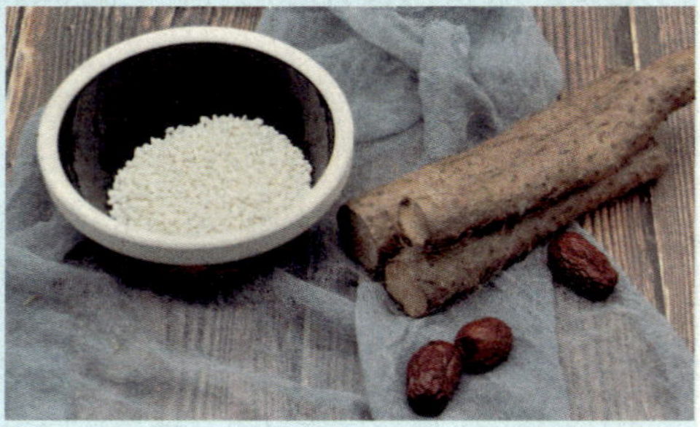

适应证　适用于乳腺癌患者化疗后，症见脾胃虚弱、气短乏力、食欲不振，或腹泻。

姜汁甜奶饮

材料　鲜牛奶 200 毫升，生姜汁 10 毫升，白砂糖适量。

做法　鲜牛奶加姜汁及白砂糖，调匀，隔水炖服。

功效　补虚损，和胃气，止呕吐。牛奶具有补虚损、益肺胃、生津润肠的功效，生姜汁具有温中降逆止呕、除湿消痞的功效。

适应证　适用于乳腺癌患者化疗期间或化疗后伤及肺胃津液，症见食欲不振、恶心呕吐、舌质淡红、苔薄白、脉弦细。

虫草红枣炖甲鱼

材料　虫草花 20 克，红枣 20 枚，甲鱼 1 只（约 500 克）。

做法　先将虫草花洗净。将红枣洗净，放入温开水中浸泡片刻，剖开，去核。将甲鱼宰杀，去头，放入沸水锅中焯透，捞出，将甲鱼板揭开，割开四肢，洗净，放入汤碗中，除去内脏，放入虫草花及红枣肉，合上甲鱼盖，加鸡汤（或鲜汤），浸没甲鱼盖，加葱花、姜末、料酒，上笼屉，大火蒸 1.5 小时，待甲鱼肉熟烂取下，加精盐、味精及麻油，溶化拌和即可。

功效　滋阴润肺，补气养血。虫草花具有补中益气、养血安神的功效，甲鱼具有滋阴清热、补虚养肾的功效，红枣具有补中益气、养血安神的功效。

适应证　适用于乳腺癌患者放、化疗后，症见身体虚弱，血红蛋白、白细胞、血小板等下降。

猪脊骨制首乌汤

材料 猪脊骨 250 克，制首乌 20 克，肉苁蓉 20 克，红枣 20 枚。

做法 将猪脊骨洗净，斩块。制首乌、肉苁蓉洗净。红枣洗净去核。将全部材料放入锅中，加适量清水，如常法煮汤，至骨软烂后即成。

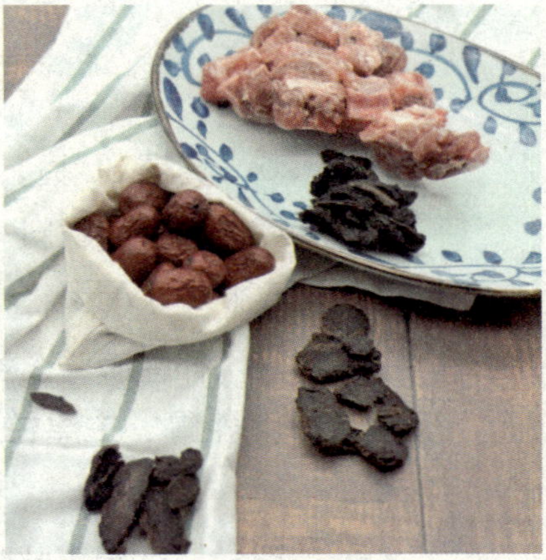

功效 滋阴益髓，养血柔肝。猪脊骨具有补阴益髓、补血滋肾的功效，制首乌具有补肝肾、益精血、乌须发的功效，肉苁蓉具有补肾阳、益精血的功效，红枣具有补中益气、养血安神的功效。

适应证 适用于乳腺癌患者化疗后伤及精血，症见精神不振、体倦乏力、贫血少气、大便干硬、舌质淡白、苔薄白、脉细弱。

（五）内分泌治疗期间食疗方

乳腺癌患者在内分泌治疗期间，容易引起肾—天癸—冲任—胞宫轴的平衡失调、脏腑阴阳失和。肾气渐衰，冲任亏虚，阴阳失去平衡。内分泌失调最常见的是类更年期综合征，症见月经失调、失眠多梦、心烦易怒、潮热多汗、胸闷神疲、心情抑郁等。

清蒸枸杞甲鱼

材料 甲鱼 1 只（约 500 克），枸杞 50 克，生、熟地各 20 克。

做法 将甲鱼宰杀，去内脏，将枸杞、生熟地置于甲鱼腹内，放入砂锅内，加适量清水煮 1 小时，然后加姜、葱等调料即可。吃甲鱼喝汤，分两天服，连服 10～14 天。

功效 滋肾阴，清虚热。甲鱼具有滋阴清热、补虚养肾的功效，枸杞具有补血益精、滋养肝肾的功效，生地具有清热凉血、养阴生津的功效，熟地具有补血养阴、填精益髓的功效。

适应证 适用于乳腺癌患者内分泌治疗期间阴虚火旺，症见咽干口燥、烘热汗出、心烦易怒、舌质红绛、脉细数，或夜寐多梦、心悸、小便短赤，或头痛、面红、目干涩痛、口苦、大便干结、脉弦。

黄精山药炖鸡肉

材料 黄精 30 克，山药 60 克，鸡肉 500 克。

做法 将上述材料一起放砂锅内，隔水炖熟，调味即可。每日分两次服，连服 5～7 天。

功效 补益脾肾。黄精具有补气养阴、健脾润肺养肾的功效，山药具有补脾养胃、生津益肺的功效，鸡肉具有温中补脾、益气补血的功效。

适应证 适用于乳腺癌患者内分泌治疗期间脾肾两虚，症见腰膝酸软，大便溏薄，舌质淡，苔白，脉沉细。

冬菇海参汤

材料 冬菇 30 克，海参 40 克，猪瘦肉 150 克。

做法 将冬菇、海参用温水泡发，洗净。猪瘦肉切块，略炒。上述材料一起放锅内，加适量清水，煮熟，调味即可。每日分两次服，连服 5～7 天。

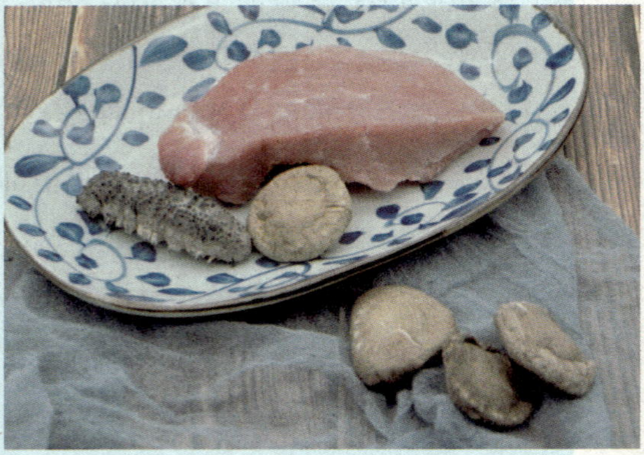

功效 健脾滋肾，补益气血。冬菇具有利肝益胃的功效，海参具有延缓衰老、提高免疫力的功效，猪瘦肉具有滋阴润燥补血的功效。

适应证 适用于乳腺癌患者内分泌治疗期间，症见头昏耳鸣、腰膝酸软、五心烦热、自汗。

生地枣仁粥

材料 生地、酸枣仁各30克，粳米150克。

做法 将生地洗净，酸枣仁捣碎，放入锅内，加清水适量，煎取汁。再放入粳米，加适量清水，煮成粥。

功效 滋阴养心，清热除烦。生地具有清热凉血、养阴生津的功效，酸枣仁具有滋养心肝、安神敛汗的功效，粳米具有益脾胃、除烦渴的功效。

适应证 适用于乳腺癌患者内分泌治疗期间，症见烦躁易怒、五心烦热、失眠多梦。

（六）分子靶向药物治疗期间食疗方

乳腺癌患者在靶向治疗期间，可能出现的最严重的不良反应是心脏毒性，其导致的心功能障碍表现为胸闷、气短、呼吸困难等，用药过程中还可能出现咳嗽、哮喘、口干、发热、神疲乏力、食欲不振、腹胀等情况。

人参叶玉竹瘦肉汤

材料 人参叶15克，玉竹30克，猪瘦肉200克。

做法 将人参叶、玉竹浸泡并洗净，猪瘦肉切成小块，将以上材料加清水适量煮汤，加盐调味佐膳。

功效 润肺止咳，养胃生津。人参叶具有补气益肺、祛暑生津的功效，玉竹具有养阴润燥、清热生津的功效，猪瘦肉具有滋阴润燥、健脾养胃的功效。

适应证 适用于使用靶向药物后出现胸闷咳嗽、气短、口干、舌红少苔等症的乳腺癌患者。

杏仁银耳燕窝羹

材料 南、北杏仁各20克，银耳20克，燕窝3克，冰糖适量。

做法 将南、北杏仁洗净，置于碗中加水过面浸泡一夜，同适量清水放入搅拌器中，高速打成浆，放入筛子中过滤；银耳泡发，搅碎；燕窝浸泡 3 小时，拣净去毛；将杏汁、银耳、燕窝放入炖盅内加盖隔水炖 1 小时，加适量冰糖调服。

功效 滋阴润肺，补益肝肾。北杏仁（苦杏仁）具有止咳平喘、润肠通便的功效，南杏仁（甜杏仁）具有润肺止咳、润肠通便的功效，银耳具有补脾开胃、益气清肠、滋阴润肺的功效，燕窝具有润肺开胃、养阴止咳的功效，冰糖具有补中养胃生津的功效。

适应证 适用于靶向治疗后出现气短干咳、口干口苦、大便干结、舌淡红少苔等症的乳腺癌患者。

参莲山药羹

材料 生晒参（白干参）15 克，淮山、莲子各 50 克，冰糖适量。

做法 生晒参放炖盅加水 100 毫升，炖 1.5 小时备用。淮山、莲子（去心）洗净，浸泡约 1 小时，捣碎，锅中倒入 3～4 碗水，将淮山、莲子熬煮 1 小时至熟烂，再调入参液，加适量冰糖调味。

功效 健脾补气，醒胃止泻。生晒参具有健脾补气、补脾益肺、安神益智、生津止渴的功效，淮山具有健脾止泻、益肾补肺的功效，莲子具有补脾止泻、养心安神的功效，冰糖具有补中养胃生津的功效。

适应证 适用于靶向治疗后出现神疲乏力、眩晕气促、纳食无味、腹胀腹泻、舌淡胖苔白等症的乳腺癌患者。

禅师篇

摆正心态，认识肿瘤
战略藐视，战术重视
处乱不惊，带瘤生存

一、走进乳腺癌患者的内心

总体来说，当患者得知自己患了癌症后，心理状态一般需要经过以下五个阶段：否认期、悔恨期、妥协期、抑郁期和接受期。这种反应是个体对疾病的认识和评价及应对方式。其中，乳腺癌患者因其特有的病理特征而又有其特有的情绪特征。乳腺癌患者各阶段的心理状态有所不同。①

（一）确诊阶段

当疑为乳腺癌时，患者可能会回避现实，同时对诊断结果表现出期待性焦虑、坐卧不安、失眠、食欲下降，甚至自暴自弃。对乳腺癌患者进行的连续性研究发现患者在确诊前心理障碍的发生率高于确诊后，在确诊后第一年，社会支持有利于患者的心理调适。乳腺癌患者在疾病确诊后，容易出现怀疑、否认、抑郁、焦虑、悲观、恐惧等一系列的心理反应，主要是对生命的珍惜，对治疗后体形改变的困扰，对家庭经济、子女抚养、老人照顾、丈夫负担重等方面的担心。有学者发现，各种癌症中乳腺癌患者的抑郁程度最高。

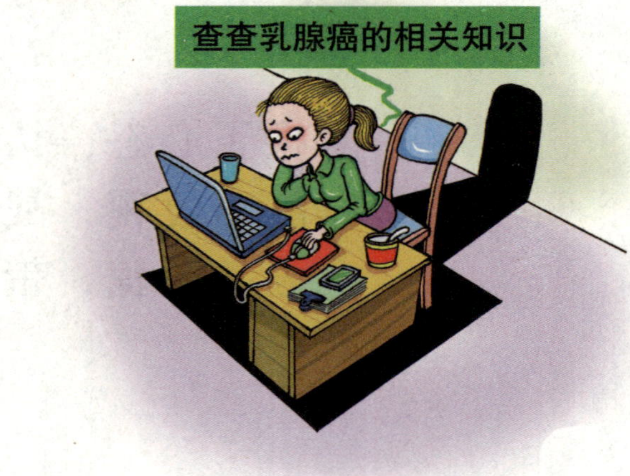

① 杨柳青，于新颖．乳腺癌患者的心理状况及相关因素研究进展［J］．当代医学，2009，15（25）：14-16.

（二）治疗阶段

乳腺癌诊断明确后，其治疗是以手术切除为主，辅以放疗、化疗、内分泌治疗、靶向治疗等综合治疗。

1. 手术治疗

乳腺癌患者在手术前后，产生复杂的心理反应。乳腺癌手术大多需要进行肿瘤的切除，因而女性的形体会发生一些变化，对年轻患者来说这种影响更大。患者容易产生强烈的自卑感，担心他人的眼光，害怕遭配偶嫌弃，影响性生活等。这些顾虑导致患者情绪不稳定，意志消沉，甚至会抵触手术治疗。大量研究表明，乳腺癌患者手术前普遍存在心理障碍，压抑、焦虑症状严重，主要担心影响家人、害怕死亡、畏惧放疗和化疗等，且焦虑水平和社会支持呈负相关。社会支持可以作为护理干预的手段之一，以减轻患者的焦虑。

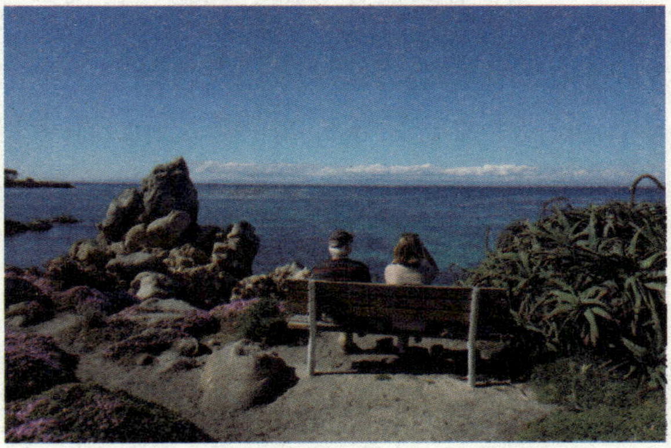

2. 化疗

化疗是长期的治疗过程，患者需多次住院，经济负担较重，身心都要承受巨大痛苦，加之化疗的毒副反应，如恶心、呕吐、腹泻、脱发等给患者带来了心理压力。

3. 放疗

对于保留乳腺手术治疗的患者，手术后往往需要放疗。放疗后患者容易对躯体形象感到反感，怀疑女性身份，产生强迫性思维和神经过敏。这些心理变化与放疗引起全身和局部反应、照射区域出现红斑、色素沉着、影响乳房美观效果有关。“Teresa 等在 84 名乳腺癌患者即将完成放疗时、放疗后 3 个月、6 个月采用 CES-D 问卷对其抑郁状态进行追踪调查，根据患者的三个时间段的量表得分情况将患者分为 5 个类型：从未抑郁型、成为抑郁型、抑郁恢复型、抑郁持续型和波动型。成为抑郁型的患者家里子女更多，从未抑郁型与抑郁恢复型的患者的焦虑得分也较低，从未抑郁型的患者生活质量得分也比其他类型的得分高。”①

4. 分子靶向药物治疗

乳腺癌的分子靶向药物治疗副反应相对而言较放疗、化疗要小，故给患者带来的心理负担要比其他治疗的少些。但是，由于靶向治疗费用较高，在经济不充裕的家庭中，患者更多的是由于经济负担带来的心理负担，对家庭其他成员的愧疚感、自责感可能会伴随整个治疗周期。

（三）复发阶段

肿瘤的复发在某种意义上意味着疾病的晚期，患者可能面临死亡，由此造成的心理负担更重，此时的心理问题主要有悲观、失望、依赖、自私、自责、自罪倾向等。加上晚期癌症所致的各种痛苦，患者在仅剩的短暂岁月中饱受折磨，甚至丧失生存的欲望。乳腺癌的复发会导致患者产生心理障碍，超过 40% 的乳腺癌复发患者会出现焦虑和抑郁。

当然，以上只是大体趋势，乳腺癌患者各阶段的心理状态存在个体差异，这取决于年龄、文化程度、家庭经济状况、对自身的要求和对疾病的认知程度等因素。

① 杨柳青，于新颖 . 乳腺癌患者的心理状况及相关因素研究进展［J］. 当代医学，2009，15（25）：14–16.

二、浅谈七情发病

古人早在两千多年前就认识到情志与健康有着密切的关系。情志活动的物质基础乃是五脏的精、气、血。七情内伤，即喜、怒、忧、思、悲、恐、惊的异常，可能导致气血运行失常，脏腑功能失调，以致经络阻塞，气滞痰凝血瘀积聚而终成肿块。

古代医家很早就认识到乳腺癌的发病与情志因素关系密切，重视七情内伤的刺激所引起的心理创伤与乳腺癌发生的关系。明代陈实功在《外科正宗》中提出情志所伤为主要病因，与肝、脾、心三脏关系最为密切。七情失调，抑郁伤肝，则肝失疏泄，气机阻滞；气能行血，气能行津，气机阻滞会导致血行不畅而致血瘀，还会导致气滞津停而为痰，形成气滞、血瘀、痰浊相互搏结于乳络，日久蕴毒而成本病。思则气结，忧思伤脾，使脾气郁结不畅，不能正常运化水湿，水湿内停形成痰浊，痰浊又可阻滞气机的运行而形成气滞，进而影响血的运行而形成血瘀，日久亦会形成气滞、血瘀、痰浊相互交阻于乳络，进而形成本病。

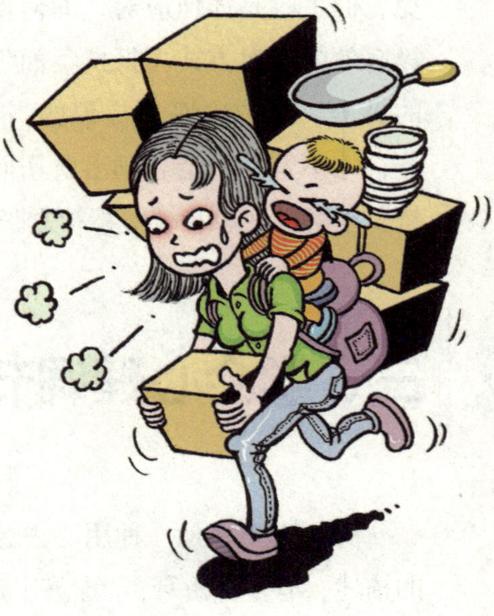

随着生物医学模式向生物—心理—社会医学模式的转变，有关社会心理因素与乳腺癌发病的关系日益受到国内外学者关注。不少现代研究也发现情志抑郁是乳腺癌发病的启动因素，甚至在比较各种致病因素时，发现情志

抑郁在乳腺癌的危险因素中最为突出。大部分乳腺癌患者发病前较长时间处于消极刺激状态之中，这些刺激使人产生应激反应，当这些应激反应积累到一定程度时，将可能导致乳腺癌的发生。人体的免疫系统担当忠于职守的“哨兵”一职，其在监视和阻止肿瘤的扩散和转移方面起着尤为关键的作用，而情志因素对免疫功能的影响主要是通过调节神经内分泌系统来实现的。神经内分泌系统和免疫系统之间存在着一个完整的调节体系，当人出现过分的焦虑、恐惧、激动、紧张、怒气、窘迫、抑郁等不良情绪时，会累及神经内分泌系统，进而影响到神经递质和激素的正常分泌水平和调节作用，从而降低身体的免疫能力，增加了肿瘤的发生风险。

从人格调查资料的分析中亦发现性情孤僻、心情郁闷，或多愁善感、悲观失望，或缺乏自制能力、暴躁易怒等性格的人易患癌症。同时发现，忧郁、失望、焦虑和难以解脱的悲伤等不良情绪往往是癌瘤发生的前奏。情志内伤可促使癌症的发展，尤其强烈而持久的负面情绪会削弱生活乐趣和前进向上的动力，可以认为是一种重要的“促癌剂”。乳腺癌患者在日常行为处事方面多采用消极的应对方式，而消极的应对方式是不良应对方式。大量的负面生活事件在人们的生活和工作中不可避免，但关键是如何应对，如何增强自我调节和控制应激的能力，采取积极有效的应对方式去抵抗负面生活事件的影响，坦然接受各种不良事件的打击，采取中医所提倡的当喜则喜，当怒则怒，遵循常度，及时调节，才不容易被情志刺激所伤而为病。同时，还应提倡家庭和社会的支持及理解，使患者缓解精神紧张，提高心理素质，减轻心理压力。

三、学会心理调节，做好角色转换

何谓禅？禅是一种用心去感悟的回归生命本真的精神境界。关于禅的描述，有多种解释。“虚灵宁静，把一切外在事物都屏蔽掉，不受其影响；把心神收回来，使精神返观自身即是禅。”“拥有一颗平常心，人生如行云流水，宁静的心，质朴无瑕，回归本真，这便是参透人生，便是禅。”学做禅师，即是以禅心修炼自我，是为了让生命融入更多的智慧力量，为了让人生自如达观，让生命超脱自在。

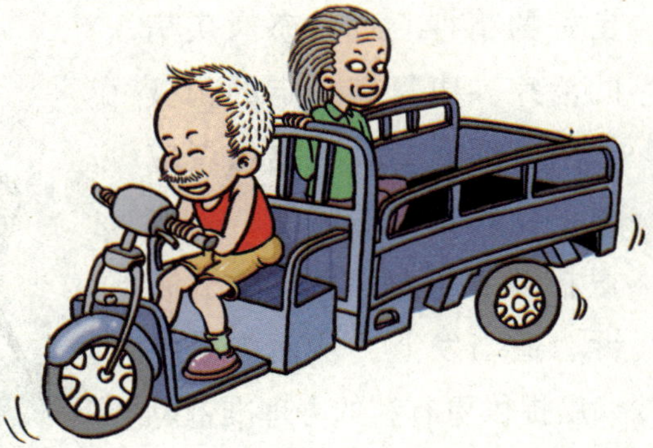

乳腺癌患者要善于进行自我心理调节，如禅师般拥有人生的智慧和坚定的信念。要转移注意力的焦点，改变不良的生活习惯，适当地运动，丰富生活内容，可选择练气功、打太极拳、练八段锦、听音乐、学习琴棋书画、外出踏青等，以分散对疾病的注意力，以更好的心态去接受各种治疗和康复措施。

（一）认识疾病，面对自我

乳腺癌患者心理干预的首要关键是认知疗法。可以通过组织集体讲课及开展健康宣教，讲解乳腺癌的有关病理知识、治疗现状及前景，并用实例做有效示范，改变患者对乳腺癌的错误认识，引导患者树立正确的抗癌观念，从而树立起积极治疗和战胜疾病、努力康复的信心。

（二）善于倾诉，保持乐观

由于对疾病的恐惧、对未来的彷徨，以及疾病本身造成的痛苦、家庭经济的压力和身体敏感部位的改变，乳腺癌患者常常会出现各种各样的情绪改变甚至诱发心理问题。如果一个人默默地承受这一切将是整个治疗过程中最糟糕的状况。患者可以积极跟身边的朋友进行交流沟通，把自己的烦恼、失望、顾虑和其他想法都告诉身边的朋友，定期清理“情绪垃圾”。尤其是身边的病友或者患过乳腺癌已康复的人，由于感同身受，更容易引起共鸣。有时候，当周围的人无法完全理解自己的时候，也可以跟主诊医生交流一下。要时刻记住，所有的人都会真诚地对待你，关心你。同时要有意识地自我调整心态，乳腺癌患者的心情往往表现为精神高度紧张，恐惧与压抑相混杂，这对疾病的康复非常不利。良好的精神心理状态对疾病的治疗和康复有一定的积极作用，因此，乳腺癌患者应善于控制自己的情绪，采取积极乐观的态度，善于倾诉、适当发泄，从而为战胜病魔提供更有利的心理准备。

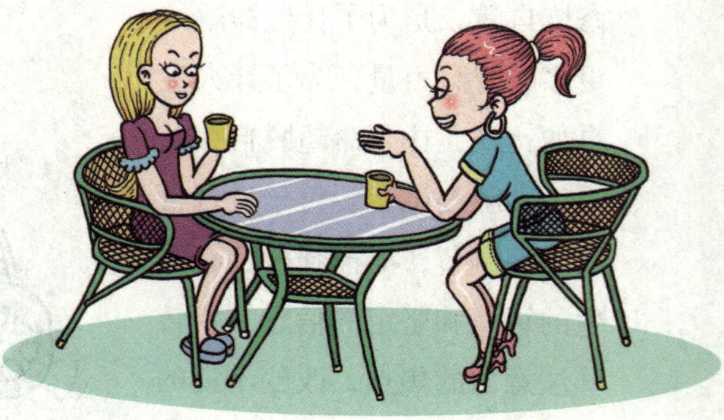

四、那些与乳腺癌勇敢斗争的明星们

健康积极的心态往往能帮助患者抵抗疾病，这就需要患者在心理上完成角色的转换，要认识到自己是一名与疾病做斗争的战士。就像第一位公开承认患上乳腺癌并切除乳房的女明星，美国著名童星，也是美国历史上第一位女礼宾司司长秀兰·邓波儿（Shirley Temple）那样勇敢地和乳腺癌做斗争。

（一）女性乳腺癌患者——秀兰·邓波儿

1972 年，秀兰·邓波儿不幸患上了乳腺癌，并接受了乳房切除手术。当时大多数女性都觉得患有这种病是自己做错了什么，而且因害怕而不敢公开。秀兰·邓波儿成为第一个向公众袒露乳腺癌病史，并积极倡议防治乳腺癌的名人。她不但积极配合规范治疗，勇敢接受乳房切除手术，还为防治乳腺癌宣传工作四处奔波公开演讲，呼吁公众关注女性的乳房健康。她通过电视节目呼吁广大女性："不要害怕，不要坐在家里等，要去医院积极治疗。"这是一次最佳的示范，鼓舞了当时许多女性。

终于，经过积极配合规范治疗，战胜乳腺癌后，秀兰·邓波儿的生活也变得更加多姿多彩。1974年，在福特总统执政期间，她成为美国驻加纳大使，两年后又被任命为美国国务院礼宾司司长。1989年她最后一次步入政坛，被老布什总统任命为驻原捷克斯洛伐克大使，任期为3年。她用顽强的精神，充分诠释了生命不息、战斗不止的真谛。与其说秀兰·邓波儿战胜了乳腺癌，不如说她首先战胜了自己。

（二）男性乳腺癌患者——理查德·饶恩特里

相对女性而言，男性患乳腺癌的概率非常低。曾经于20世纪70年代出演《铁杆神探》的男演员理查德·饶恩特里（Richard Roundtree）是一名男性乳腺癌患者。在接受了乳房切除术和化疗后，51岁的饶恩特里恢复了健康。

五、普通人的故事①

今年81岁的李婆婆13年前查出乳腺癌，手术后出现了骨转移，双腿逐渐走不动，外科医生曾经预言她可能活不过半年。然而，十多年来，比她大一岁的梁老伯坚持用轮椅推着她定时到医院看病。李婆婆走不动，听力、视力差，梁老伯耳背、背驼，但老人豁达开朗，笑称两人凑起来手脚都“够用了”。

无论刮风还是下雨，寒冬还是酷暑，每隔半个月，老两口都会定期前往医院复诊。从68岁查出乳腺癌，老人家经历了手术、骨转移和其他病痛的困扰，一直没有放弃。“阿婆虽然病痛多，但她很有包容心，易

① 他是我的眼，我的脚：从68岁到81岁妻子乐观抗癌，丈夫坚持十几年送老伴看病[N].广州日报，2014-02-19（A19）.有删改。

知足。除了药物治疗，其实老人家豁达开朗的心态对稳定病情帮助也不少。”林教授认为。

按语

李婆婆2002年患乳腺癌，做完手术后第5年，即2007年，她出现了骨转移，双腿逐渐走不动，当时外科医生曾预言她可能活不过半年。然而，经过规范合理的中西医结合治疗后，如今，李婆婆越活越乐呵，直到现在仍然风雨无阻坚持定期门诊复诊，服用中药。除了主管医生制订的规范合理的中西医结合治疗方案外，李婆婆劳逸结合的生活方式、豁达开朗的心态，以及老伴、儿孙的全力支持，对稳定病情也起到了不容忽视的作用。此案例再次印证了乳腺癌患者“听从医师，学习厨师，遵从禅师”的重要性。

行者篇

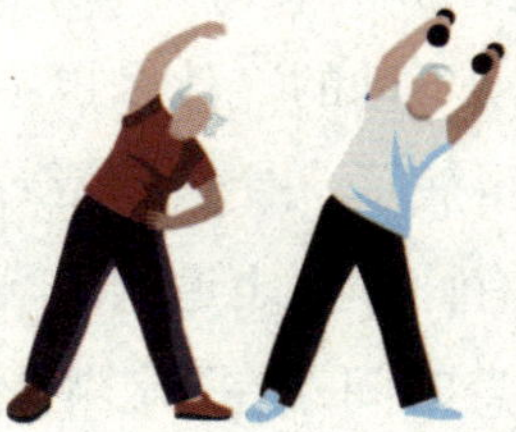

按时作息，精神饱满
适当文娱，愉悦身心
合理锻炼，逐步康复

近年来，随着现代科技的不断进步，人类在抗癌的战争中取得了可喜的成就。早期诊断和治疗方法的改善，使得很多肿瘤患者的生存期越来越长，他们对生活的期望不断提高。这些患者不同程度地存在着身心健康和功能障碍等问题。这一事实，逐渐引起了人们对肿瘤患者康复治疗的关注。肿瘤患者的康复治疗不但融入肿瘤临床治疗的全过程，也是临床治疗的延续。

肿瘤康复治疗的目的是减轻或消除肿瘤所引起的功能障碍及其影响，帮助肿瘤患者根据其实际需要和身体潜力，最大限度地恢复其生理上、心理上、职业上和社会生活上的功能，提高其独立生活、学习和工作的能力，改善其生活质量，促进其融入社会。

行动，指的是要身体力行，根据自身状况制订合适的康复计划，包括起居、文娱、体育保健，养成良好习惯，早日康复。有些患者得了病，就整天躺在床上，一动不动的，什么也不做，只是饭来张口，衣来伸手；有些家属一见患者得病了，什么都帮着做，什么也不让做，什么地方也不让去。其实这是有悖养生之道的。乳腺癌患者也应该适当活动一下。应该遵守正常的作息时间，在不影响体力的状况下，做点运动；在力所能及的前提下，做点工作，会使心境变得轻松愉快，有利于养生，抗癌路程将走得更远。那么，乳腺癌患者平时可以做哪些体育锻炼呢?

一、放松训练

所谓放松训练，是指使有机体从紧张状态松弛下来的一种练习过程。放松有两层意思：一是身体上的肌肉松弛，二是心理上的消除紧张。放松训练的直接目的是使肌肉放松，而最终目的是使整个机体活动水平降低，达到心理上的松弛状态，从而使机体保持内环境平衡与稳定。可以学习放松训练的具体做法，通过听舒缓的音乐及沉思冥想来放松身心，改善焦虑；也可以通过琴、棋、书、画等文娱活动来放松心情。

二、进行适当的体育锻炼

适当参加有益健康的体育锻炼，如太极拳、八段锦、瑜伽、慢跑、球类运动等，可以摆脱癌症给生活带来的阴影。这不但有利于康复，也可为家庭其他成员减轻负担，给生活增添情趣。女性经常进行体育运动不仅有益于身体的健康，还能够有效地预防乳腺癌的发生。根据医学专家的统计结果，经常做运动的女性，患乳腺癌的概率比不运动的女性要低 30%。

这里特别提一下，中医的八段锦、太极拳、五禽戏都可以防治肿瘤，促进患者的康复，它们不仅重视对患者心理因素的调整，同时强调通过自我精神调节，调动人体生理潜力，起到强身治病、为人类造福的作用。肿瘤患者如能正确对待自己的疾病，能较好地掌握一些中医保健操的要领进行锻炼，并与其他疗法相结合，对减轻症状、缓解精神紧张、消除焦虑情绪、促进食欲、增强体质、提高机体免疫力等是非常有益的。心身健康状况的改善有利于机体对肿瘤的控制和转化。从这一角度出发，太极拳、八段锦、五禽戏疗法是值得大力提倡的。

（一）八段锦

学习八段锦，可以体会动与静的结合，形与神的统一，身体舒展，气机流畅，心中平静和安详。以下是站式八段锦的练习要领。

1. 站式八段锦口诀

双手托天理三焦，左右开弓似射雕，调理脾胃须单举，五劳七伤往后瞧。摇头摆尾去心火，两手攀足固肾腰，攒拳怒目增气力，背后七颠百病消。

2. 站式八段锦练法

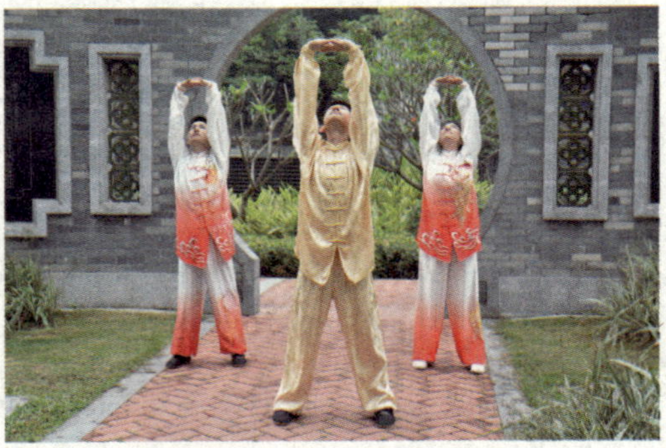

（1）双手托天理三焦。自然站立，两足平开，与肩同宽，含胸收腹，腰脊放松。正头平视，口齿轻闭，宁神调息，气沉丹田。双手自体侧缓缓举至头顶，翻转掌心向上，用力向上托举，足跟亦随双手的托举而起落。托举数次后，双手翻转掌心朝下，沿身体前方缓缓按至小腹，还原。重复做8次。

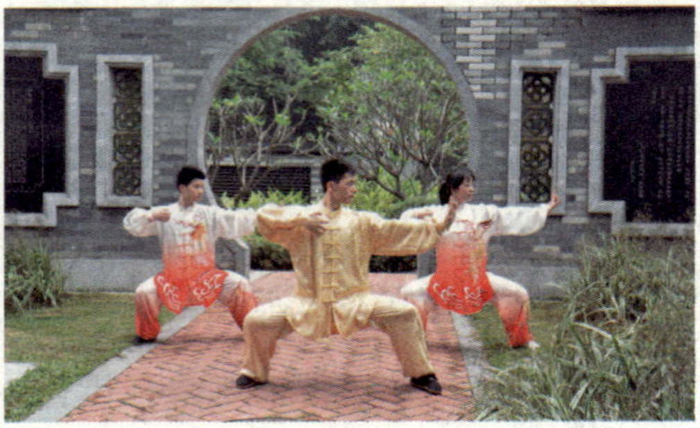

（2）左右开弓似射雕。自然站立，左脚向左侧横开一步，身体下蹲成骑马步，双手虚握于两髋之外侧，随后自胸前向上画弧提于与乳头水平一样的高度。右手向右拉至与右乳头水平一样的高度，与乳距约两拳许，就像拉紧弓弦，开弓如满月；左手捏剑诀，向左侧伸出，顺势转头向左，视线通过左手食指凝视远方，意如弓箭在手，蓄势待发。稍作停顿后，随即将身体上起，顺势将两手向下画弧收回胸前，并同时收回左腿，还原成自然站立。此为左式，右式反之。左右调换各练习8次。

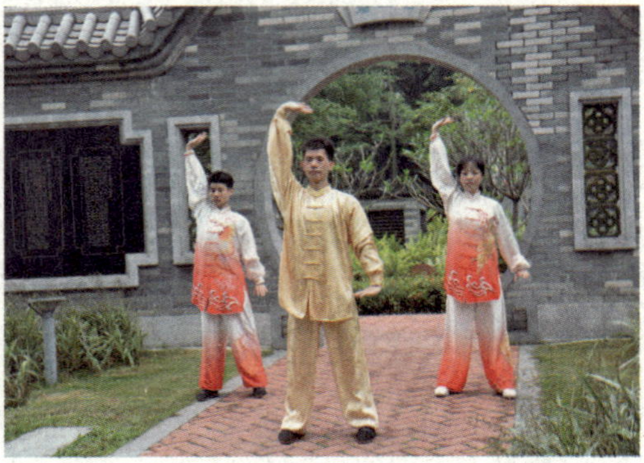

（3）调理脾胃须单举。自然站立，左手缓缓自体侧上举至头，翻转掌心向上，并向左外方用力举托，同时右手下按呼应。举按数次后，左手沿体前缓缓下落，还原至体侧。右手举，左手做按压动作，唯方向相反。重复做8次。

（4）五劳七伤往后瞧。自然站立，双脚与肩同宽，双手自然下垂，宁神调息，气沉丹田。头部微微向左转动，两眼目视左后方，稍停顿后，缓缓转正，再缓缓转向右侧，目视右后方稍作停顿，转正。重复做8次。

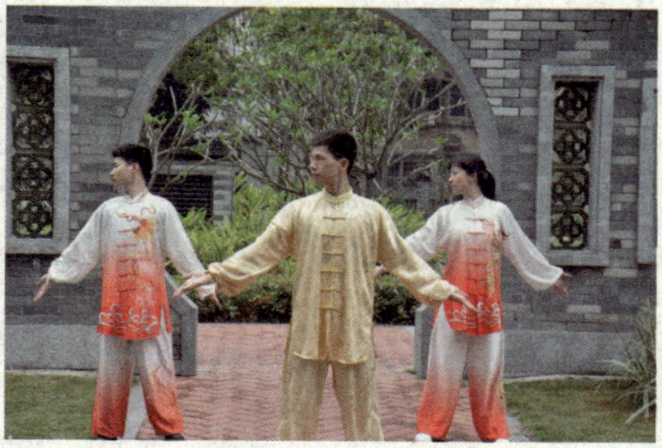

（5）摇头摆尾去心火。两足横开，双膝下蹲，成骑马步。上体前倾，稍向前探，两目平视，双手反按在膝盖上，双肘外撑。以腰为轴，头脊要正，将躯干画弧摇转至左前方，左臂弯曲，右臂绷直，肘臂外撑，头与左膝呈一垂线，臀部向右下方撑劲，目视右足尖；稍停顿后，再向相反方向画弧摇转至右前方。重复做8次。

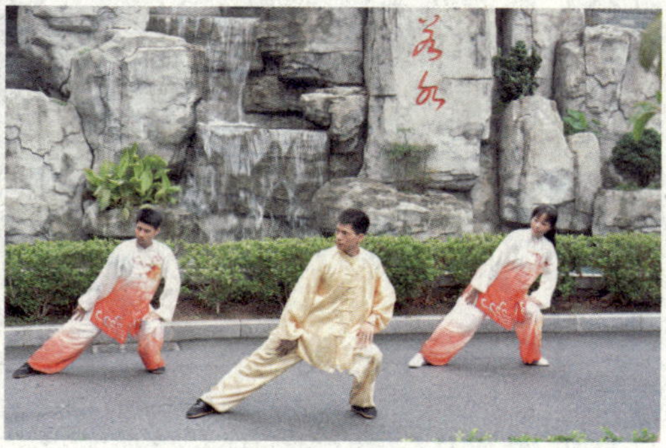

（6）两手攀足固肾腰。松静站立，两足平开，与肩同宽。两臂平举自体侧缓缓抬起至头顶上方，翻转掌心朝上，向上做托举状。稍停顿，两腿绷直，以腰为轴，身体前俯，双手顺势攀足，稍作停顿，将身体缓缓直起，双手顺势起于头顶之上，两臂伸直，掌心向前，再自身体两侧缓缓下落于体侧。重复做8次。

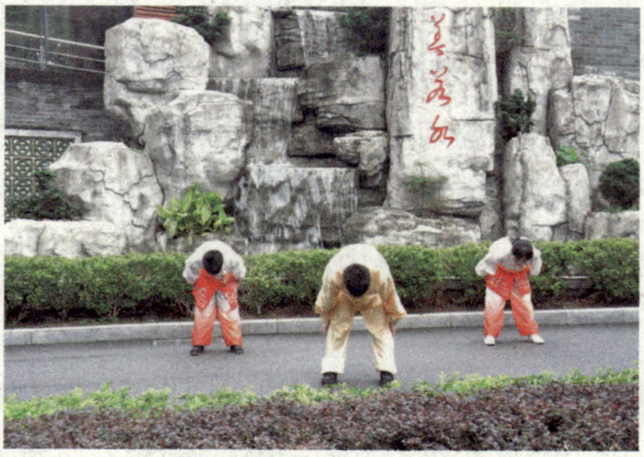

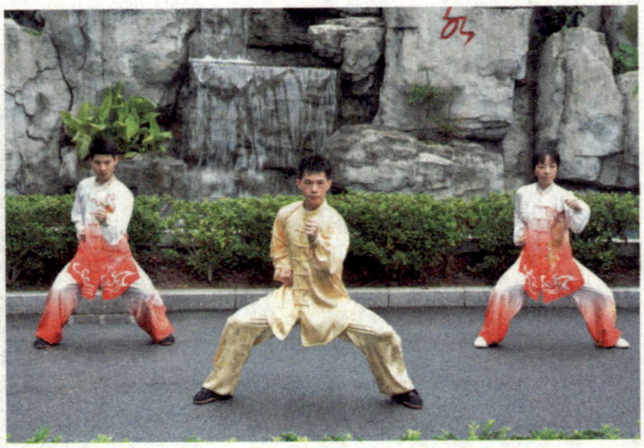

（7）攒拳怒目增气力。两足横开，两膝下蹲，成骑马步。双手握拳，拳眼向下。左拳向前方击出，顺势头稍向左转，两眼通过左拳凝视远方，右拳同时后拉。与左拳出击形成一种争力。随后，收回左拳，击出右拳，要领同前。重复做8次。

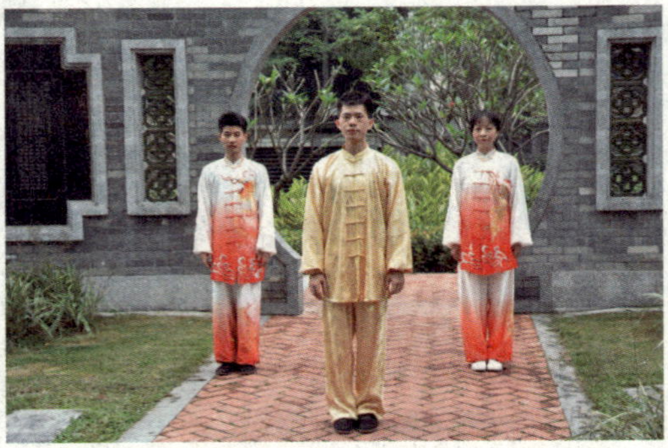

（8）背后七颠百病消。两足并拢，两腿直立，身体放松，两手臂自然下垂，手指并拢，掌指向前。随后双手平掌下按，顺势将两脚跟向上提起，稍作停顿，将两脚跟下落着地。重复做8次。

（二）五禽戏

五禽戏是一种中国传统健身方法，又称“五禽操”“五禽气功”“百步汗戏”等，是通过模仿虎、鹿、熊、猿、鸟（鹤）五种动物的动作，以保健强身的一种气功功法。相传五禽戏是中国古代医家华佗在前人的基础上创造的，故又称华佗五禽戏。五禽戏是中国民间广为流传，也是流传时间最长的健身方法之一，其健身效果被历代养生家所称赞，能治病养生，强身健体。据传华佗的徒弟吴普因长年习练此法而达到百岁高龄。1982年6月28日，卫生部、教育部和当时的国家体委共同发出通知，把五禽戏等中国传统健身法作为在医学类大学中推广的“保健体育课”内容之一。2003年中国国家体育总局把重新编排后的五禽戏等健身法作为“健身气功”的内容向全国群众推广。练习时，可以单练一禽之戏，也可选练一两个动作。而单练一两个动作时，应该增加锻炼的次数。

采用五禽戏进行锻炼时一定要注意全身放松，意守丹田，呼吸均匀，以做到外形和神气都像五禽，达到外动内静、动中求静、刚柔并济、练内练外、内外兼备的效果，是非常适合肿瘤患者的康复治疗的。肿瘤患者经常练习五禽戏，可以活动腰肢关节，健肾壮腰，疏肝健脾，补益心肺，从而达到祛病延年的目的。但练习时切忌过于疲劳，以出汗为标准，适可而止。

五禽戏的基本动作及作用

戏种	模仿神态表现	基本动作	功能及作用
熊戏	如熊一样浑厚沉稳，表现出撼运、抗靠步行时之神态，笨重中寓轻灵	熊步势，撼运势，抗靠势，推挤势	加强脾胃，增强体力
鹤戏	仿其昂然挺拔，悠然自得，表现出亮翅、轻翔、落雁、独立之神态	鹤步势，亮翅势，独立势，落雁势，飞翔势	增强肺呼吸，调运气血，疏通经络
虎戏	目光炯炯，摇头摆尾，扑按，转斗，表现出威猛神态，要刚劲有力，刚中有柔，刚柔并济	虎步势，出洞势，发威势，扑按势，搏斗势	填精益髓，强腰健肾
鹿戏	如鹿样心静体松，姿态舒展，表现其探身、仰脖、奔跑、回首之神态	鹿步势，挺身势，探身势，蹬跳势，回首势	舒展筋骨
猿戏	仿其敏捷好动，表现出纵山跳涧、攀树蹬枝、摘桃献果之神态	猿步势，窥望势，摘桃势，献果势，逃藏势	肢体灵活

（三）太极拳

太极拳是中华民族辩证的理论思维与武术、艺术、引导术、中医等的完美结合，以中国传统儒、道哲学中的太极、阴阳辩证理念为核心思想，集强身健体、颐养性情、技击对抗等多种功能为一体，被誉为高层次的人体文化。作为一种饱含东方包容理念的运动形式，太极拳习练者针对意、气、形、神的锻炼，非常符合人体的生理和心理需求，对人类个体身心健康以及人类群体的和谐共处均有着极为重要的促进作用，对于慢性病患者尤其适合。

太极拳锻炼并不是针对某些特定疾病、为某个局部起作用的特异性疗法，而是用于改善人体整体功能状态、以提高人体素质为目标的锻炼方法。太极拳讲究形顺气自顺，气顺周身顺，进一步达到健身和养生的锻炼效果。另外在练习中，其讲究身体垂直中正，因为人体直立活动时全身肌肉放松，呼吸顺畅，活动时不容易感到疲惫，肌肉不会有酸痛、疲劳感。同时，还能使唾液分泌增加，胃肠蠕动加快，以及时清除人体代谢废物及有毒物质，利于患者身体的康复。它通过不断加强正气以促进病残机体的康复，从而使身体更强壮。太极拳疗法是通过全身运动、修复阴阳平衡来发挥作用的，其动作舒缓，是一项非常适合肿瘤患者锻炼的康复运动。

对于乳腺癌患者，练习太极拳有以下优点：

第一，对患者体力要求不高。太极拳动作柔和舒缓，锻炼后患者虽劳而不累，不仅有利于肢体关节功能保健，而且对胃肠道、肌肉、神经以及大脑有一定保健作用。

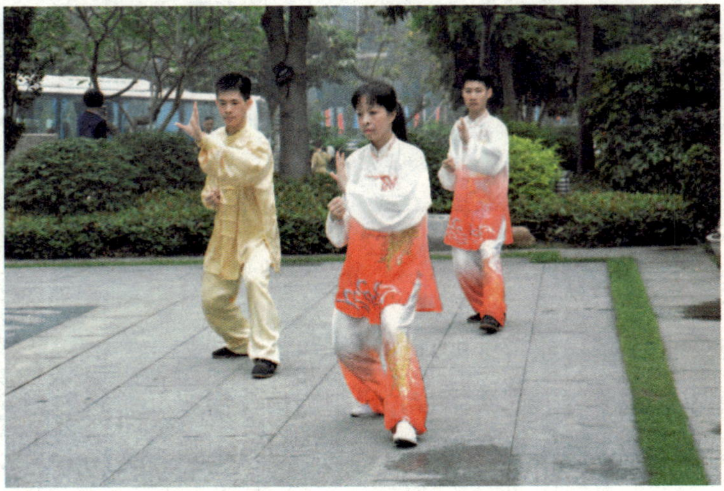

第二，提高患者免疫力。肿瘤患者的康复，不但需要良好的身体素质，更要有良好的心理状态，而打太极拳不仅锻炼了身体，还陶冶了性情，使身心得到极大放松，从而增强了机体免疫力，进而阻止和延缓病程进展。

第三，帮助患者身体康复。肿瘤患者的初期康复锻炼，一般是在手术后或放、化疗后人体极度虚弱的情况下开始起步的，不能过度疲劳是最重要的。所以应当尽量避免剧烈的高强度体育锻炼，柔和轻灵的太极拳是肿瘤患者康复期首选的锻炼方法，通过太极拳这种“意动身随”“意到劲到”“以意导气”的意识体操，可以逐渐调整患者的各种生理功能，以达到强身健体促进康复的目的。

附 录

林丽珠教授教你如何煎中药

文 / 黎丽花 医学指导 / 林丽珠

“教授，这个中药要怎么煮？”“教授，煎药是不是三碗水煎成一碗就好了？”“教授，这个中药是一天吃一次，还是一天吃两次呢？”“教授，吃您的中药是不是不能吃鸡和萝卜啊？”煎煮汤药是由患者家属完成的，也是影响疗效的重要一环，无论在病房，还是在门诊，经常有人这么咨询。

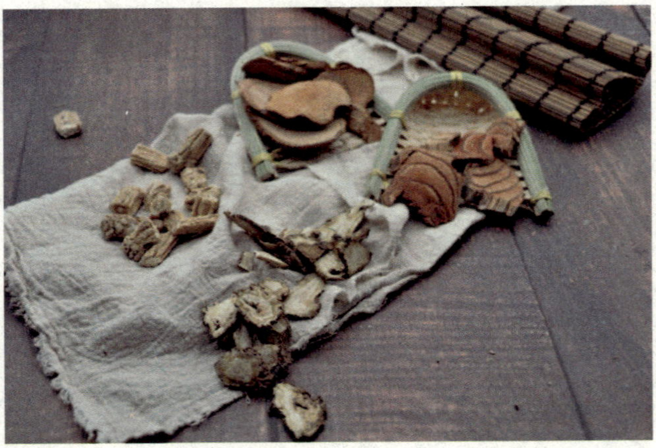

“汤者，荡也，去大病用之。”虽然中医药是我们的国粹，但其实对于如何煎药，很多人还是不懂的，或者是一知半解的。究竟要如何煎药呢？煎煮中药时又有哪些技能需要注意呢？服用中药又有哪些需要忌口呢？林丽珠教授为你一一解答，指导你如何熬好中药，提高中医药的临床疗效。

如何选择煎药器皿？

林丽珠教授说：中药汤剂的质量，与选用煎煮器具密切相关。

李时珍《本草纲目》中提到："凡煎药，忌铜铁器。"砂锅是从古沿用至今的传统煎药器具，现在应用广泛的紫砂药壶不但保留砂锅的优点，而且加热速度更快，清洗更方便。

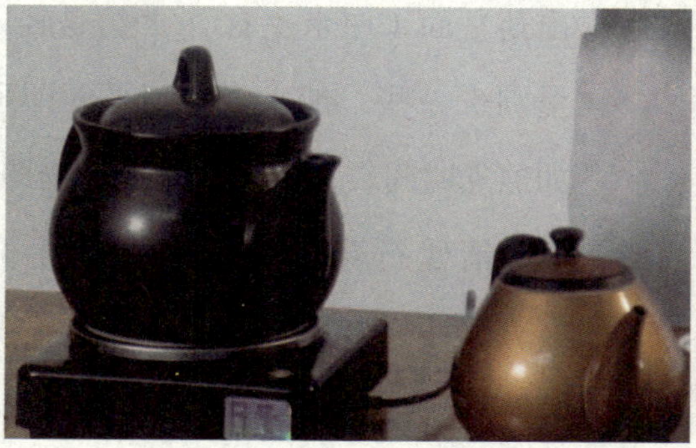

如何提前漂洗、浸泡中药？

有些患者常会像洗菜一样清洗中药，其实中药材一般无须淘洗。如要清洗，也只要用水漂洗一下即可，以防药材中的有效成分丢失。

中药煎煮前应先浸泡 10～20 分钟。若处方以植物药材为主的，浸泡 5 分钟即可；而以矿物、动物、甲壳类药材为主，浸泡时间可适当延长，但一般浸泡时间最长不超过 30 分钟。

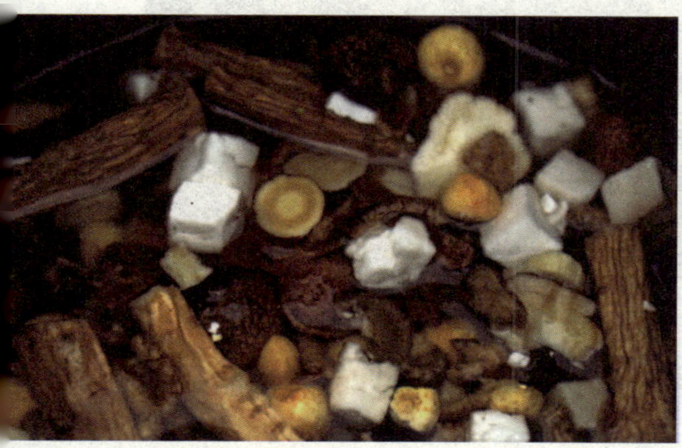

林丽珠教授特别提醒患者，浸泡时间不是越久越好，否则会引起药材变质。浸泡时多用凉水，甲壳类坚硬药材可适当用温水浸泡。

如何煎煮中药？

林丽珠教授说：一般一剂中药煎煮一次药材有效成分提取不完全，

故以煎煮两遍为佳。对于药量较大的处方，可再煎第三遍，尤其是滋补药以及材质较为坚实者。

煮第一遍时，把药物倒入药锅内摊平，加水浸透，轻压药材时水高出药平面1厘米左右（大约是轻压药材后对齐手的平面）。第二遍用水量则少一些，加水至中药平面即可。如药材质地坚实，加水量可稍多；如煎煮时间较短，水量淹没药物即可。

清代石寿棠曾说："欲其上升外达，用武火；欲其下降内行，用文火。"因此，煎煮药物的火候需要讲究。现一般采用先武火（大火）煮沸，水沸后改用文火（小火），此时开始计算煎煮时间。

古人云："制药贵在适中，不及则药效难求，太过则气味反失。"煮药和做饭一样，用心烹饪自然美味，用心煎煮才是良药。

一般为头煎30～60分钟，二煎30分钟左右。若为感冒药或清热药宜用武火，煮沸时间为15～20分钟即可，温服。若为补益药，煎煮时间可延长至60分钟左右，温服。最后的煎液量成人为200～300毫升，儿童为50～150毫升。煎煮好的中药要趁热滤出，避免有效成分沉淀在药渣上。如不小心把药物煮干或煮焦了，不能再服，因为产生了一些有毒物质。

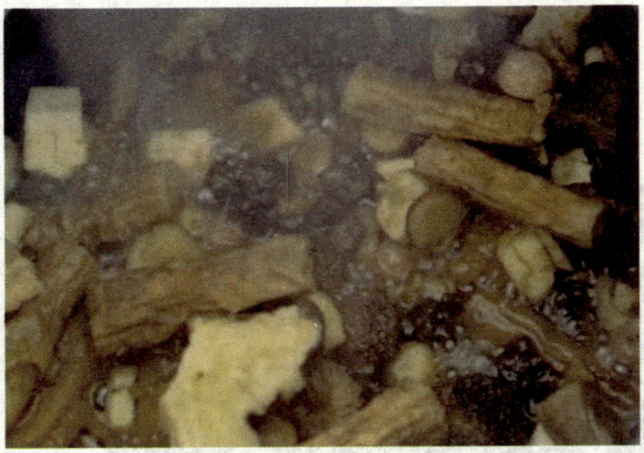

特殊药物煎煮有小贴士吗?

处方中有时会标注一些特殊药物的煎煮方法。

先煎：如煅龙骨、煅牡蛎、醋鳖甲、醋穿山甲、龟甲、石决明等矿物、贝壳、甲壳类药需加水用文火先煎 30～60 分钟，煎煮过程中经常搅拌以防粘锅。川乌、附子、草乌等一些毒性较大的药物，则需先煎 1～2 小时减毒，此时水量亦要适量增加，用后器具应反复擦洗，或煮过再用。

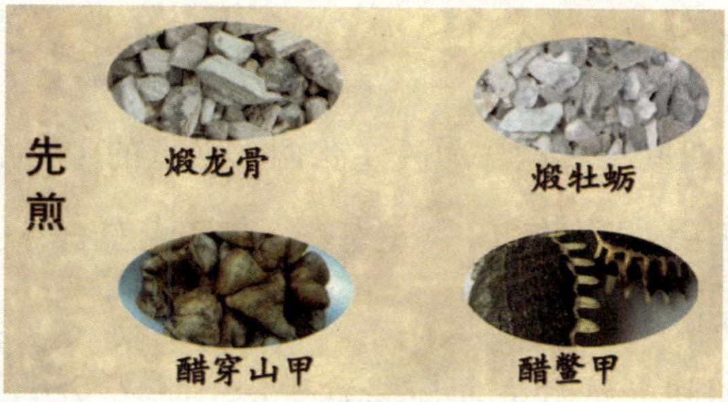

后下：如砂仁、豆蔻、鱼腥草、苦杏仁、徐长卿、木香、降香等药宜后下。在其他药煎煮以后，停火前将其纳入稍焗即可，尤其是芳香类药材，如木香、降香、砂仁等。

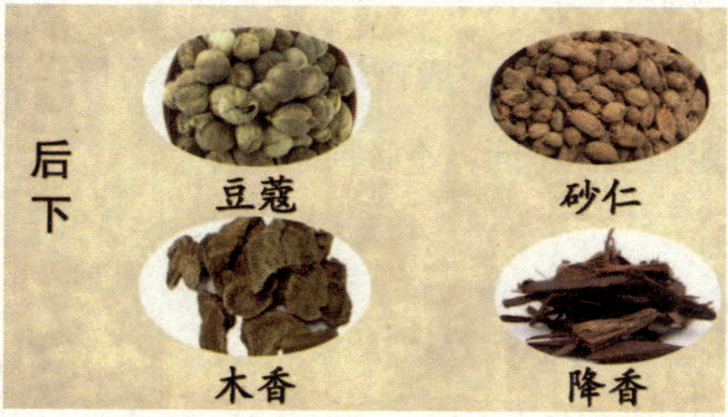

包煎：先将药物用纱布包好再放入药锅内。包煎主要是为了防止粘锅及刺激咽喉，包煎时药袋应尽量松一些。

烊化：阿胶、鹿角胶、龟胶、饴糖等需要另放入容器内隔水炖化后，再兑入其他药物同服；或直接用煎好的药液溶化后服用，注意要勤搅拌。

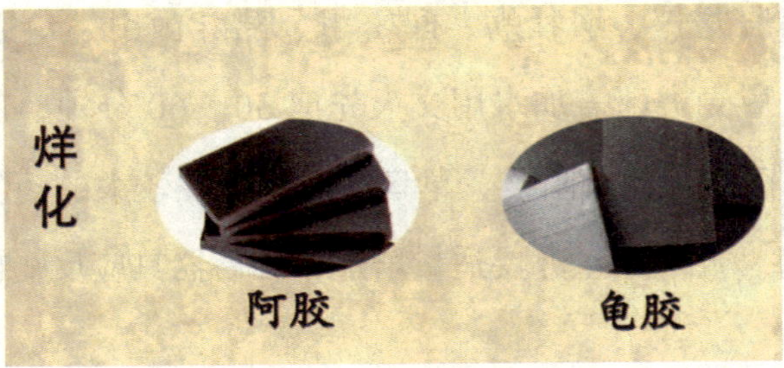

何时服药最相宜?

至于服药的时间，林丽珠教授主张两次煎煮的中药混合之后，分两次于两餐中间服用，即上午 10 点左右、下午 3 点左右各一次，以免空腹服药或饭前服药影响胃口。

服用中药期间，饮食方面应忌食生冷、油腻、辛辣，忌烟酒；黄疸、痈疽等忌食鱼、虾等腥膻食物；水肿患者忌食盐；贫血时忌饮茶；肿瘤患者除以上禁忌外，还忌食羊肉、狗肉。

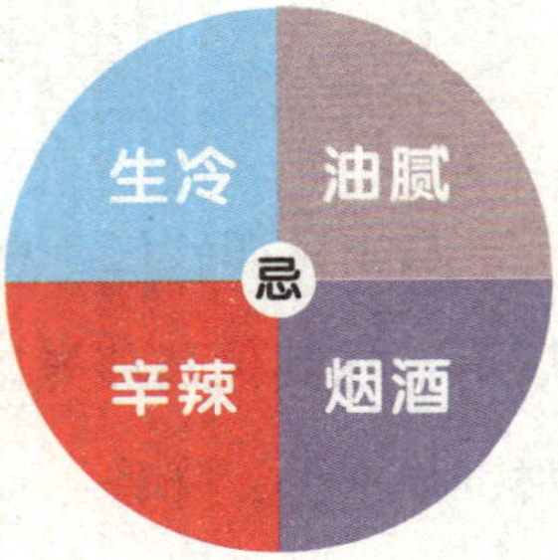

以上所讲为中药服法的一般概述，有时因病情轻重、患者正气强弱、个别药方特定煎法而不同，不必拘泥。

后 记

目前肿瘤已经成为多发病、常见病，死亡率居高不下，严重危害人民的身心健康，给个人、家庭、社会带来沉重的经济负担，许多民众“谈癌色变”。防治肿瘤已成为世界医学领域乃至全社会亟须解决的重要问题和迫切任务。

全球癌症负担正以惊人的速度不断加重，世界卫生组织（WHO）《全球癌症报告 2014》调查资料显示，2012 年全球逾 1 400 万人罹患恶性肿瘤。专家预测：癌症将由 2012 年的 1 400 万人，逐年递增至 2025 年的 1 900 万人，到 2035 年，将可能达到 2 400 万人，即 20 多年时间将增加约七成，平均每 8 个死亡病例中就有 1 个死于癌症。而在我国，2015 年肿瘤新发患者 429.2 万人，死亡人数已达 281.4 万人，肿瘤防治刻不容缓。

当前我国经济的快速增长与医疗发展不平衡，民众对肿瘤防治知识认识不充分，远远达不到卫生部在《中国癌症预防与控制规划纲要（2004—2010）》中提出的“对癌症主要危险因素的人群知晓率达到 50%”的目标要求，常导致肿瘤患者未能得到及时的诊断和治疗，这些也为医患关系埋下隐患。

近年来，恶性肿瘤的预防、诊断、治疗有了长足的发展，广州中医药大学第一附属医院肿瘤中心主任林丽珠教授逐步创出一条立足中医、中西结合挑战癌症的新路，其团队摸索出益气除痰法治肺癌、保肝抑瘤法治肝癌、祛瘀解毒法治肠癌等治疗方案。广州中医药大学第一附属医院肿瘤中心从一片空白发展到如今拥有 189 张床位，在全国同行中处于领先地位，称得上华南地区首屈一指的临床重点专科。

为了普及肿瘤防治知识，林丽珠教授积极响应政府号召，时刻紧扣“肿瘤防治”这个时代命题，从多年的临床实践出发，带领众多弟子，集思广益、群策群力，历经3年，数易其稿，终成“健康中国——中医药防治肿瘤丛书”。

本套丛书从临床实践出发，理论联系实际，就肺癌、大肠癌、肝癌、鼻咽癌、食管癌、胃癌、胰腺癌、乳腺癌、卵巢癌、宫颈癌、前列腺癌、淋巴瘤等12种常见的癌种，从“医师”（医药防治）、“厨师”（食物防治）、“禅师”（心理防治）和“行者”（起居保健）四个方面，进行深入浅出的讨论，用生动有趣的语言，将深奥难懂的肿瘤防治知识变得通俗易懂，让民众可以更加科学地了解肿瘤防治知识。

本套丛书以科普为基础，以实用为目的，涵盖中西医防治肿瘤的各个领域，结合多年的临床实践，重点突出中医特色，将简单实用、独具特色、疗效显著的中医药诊疗技术科普化、通俗化，内容突出科学性、可读性，可供普通群众、医学生以及医务人员等参考。

本套系列丛书的编写分工如下:《三师而行，远离肝癌》林丽珠、肖志伟、陈壮忠,《三师而行，远离肺癌》林丽珠、余玲,《三师而行，远离大肠癌》林丽珠、肖志伟、左谦、余榕键,《三师而行，远离鼻咽癌》林丽珠、李佳殷,《三师而行，远离食管癌》林丽珠、张少聪、蔡陈浩、陈壮忠,《三师而行，远离胃癌》林丽珠、林洁涛、陈壮忠、付源峰,《三师而行，远离乳腺癌》林丽珠、胡蓉,《三师而行，远离胰腺癌》林丽珠、林洁涛、陈壮忠,《三师而行，远离宫颈癌》林丽珠、孙玲玲,《三师而行，远离卵巢癌》林丽珠、孙玲玲,《三师而行，远离前列腺癌》林丽珠、陈壮忠、朱可,《三师而行，远离淋巴瘤》林丽珠、张景涛、翟林柱。感谢国医大师邓铁涛教授为丛书赐序。感谢研究生黎丽花、邬谨鸿、安博等为丛书的编写提供了诸多协助。

编　者

2018年6月